RHINOPLASTY

A SELECTED VIDEO ATLAS

(Volume Ⅱ)

鼻整形手术精品集萃

（第二辑）

主　编　谭晓燕
副主编　韦　敏　尹卫民　尹宁北
　　　　许英哲　李　东　范　飞
　　　　周广东　郑永生　高建华

浙江科学技术出版社

图书在版编目（CIP）数据

鼻整形手术精品集萃. 第二辑 / 谭晓燕主编. — 杭州：浙江科学技术出版社，2019.7
ISBN 978-7-5341-8726-1

Ⅰ.①鼻… Ⅱ.①谭… Ⅲ.①鼻－整形外科手术 Ⅳ.①R765.9

中国版本图书馆CIP数据核字（2019）第145128号

书　　名	鼻整形手术精品集萃（第二辑）
主　　编	谭晓燕
出版发行	浙江科学技术出版社
	杭州市体育场路347号　邮政编码：310006
	办公室电话：0571-85176593
	销售部电话：0571-85176040
	网　　址：www.zkpress.com
	E-mail：zkpress@zkpress.com
排　　版	杭州兴邦电子印务有限公司
印　　刷	浙江新华印刷技术有限公司
开　　本	710×1000　1/16　　　印　张　24.75
字　　数	270 000
版　　次	2019年7月第1版　　　印　次　2019年7月第1次印刷
书　　号	ISBN 978-7-5341-8726-1　　定　价　680.00元（附U盘）

版权所有　翻印必究

（图书出现倒装、缺页等印装质量问题，本社销售部负责调换）

责任编辑　刘　丹　　　　责任校对　顾旻波
封面设计　孙　菁　　　　责任印务　田　文

《鼻整形手术精品集萃（第二辑）》编委会

主　编
　　谭晓燕　杭州整形医院

副主编（按姓氏笔画排序）
　　韦　敏　上海交通大学医学院附属第九人民医院
　　尹卫民　深圳市君焯医疗美容整形研究所
　　尹宁北　中国医学科学院整形外科医院
　　许英哲　台湾光泽医疗集团
　　李　东　北京大学第三医院
　　范　飞　中国医学科学院整形外科医院
　　周广东　上海交通大学医学院附属第九人民医院
　　郑永生　首都医科大学附属北京同仁医院
　　高建华　南方医科大学南方医院

编　委（按姓氏笔画排序）
　　马晓飞　北京金晟整形美容医院
　　王　健　上海交通大学医学院附属第九人民医院
　　王　艇　大连明医汇医疗美容医院
　　王先成　中南大学湘雅二医院
　　王旭明　重庆当代整形美容医院
　　王新宇　杭州整形医院
　　牛永敢　郑东美美医疗美容门诊部
　　文辉才　南昌大学第一附属医院
　　包　奎　原云南省第一人民医院
　　师俊莉　联合丽格第一医疗美容医院

朱洪平　北京大学口腔医院
江　平　杭州整形医院
孙　豪　杭州整形医院
李　江　北京大学国际医院修复重建中心
李承浩　四川大学华西口腔医学院
杨海波　杭州艺之花医疗美容门诊部
杨甄宇　杭州整形医院
吴开泉　成都天使之翼美容整形医院
邱昱勋　台湾新光吴火狮纪念医院耳鼻喉科暨医学美容中心
何栋良　大连天俪何氏鼻医疗美容医院
宋慧锋　中国人民解放军总医院第一附属医院
张　晨　大连大学整形外科研究所
陈　阳　上海交通大学医学院附属第九人民医院
陈树秀　中国医学科学院整形外科医院
陈敏亮　中国人民解放军总医院第四医学中心
林　洁　杭州整形医院
周　柯　成都铜雀台整形美容医院
郑君达　温州医科大学附属第一医院
胡　凯　南宁华美医疗美容医院
柯晴方　必妩（昆明）国际医疗美容门诊部
俞哲元　上海交通大学医学院附属第九人民医院
施嫣彦　杭州整形医院
姚　平　杭州整形医院
徐奕昊　中国医学科学院整形外科医院
徐靖宏　浙江大学医学院附属第一医院
殷国前　广西医科大学第一附属医院
高　山　深圳雅涵医疗美容医院
郭宗科　东南大学附属中大医院

唐冬生　杭州整形医院
黄志祥　北京伊美尔医疗美容医院
黄金龙　南京中医药大学附属医院
龚　涛　宁波江北雅韩医疗美容门诊部
康壮为　深圳市微姿医疗美容门诊部
傅豫川　武汉大学口腔医院
舒茂国　西安交通大学第一附属医院
鲁礼新　北京叶子整形美容医院
廖连平　成都美雅娜医疗美容医院
谭　拯　东方整形医生集团
黎　冻　广西医科大学附属爱思特整形外科医院
颜正安　台北市立联合医院仁爱医院
蹇　洪　原杭州整形医院

视频剪辑

唐冬生　杭州整形医院
林　洁　杭州整形医院
曾萍英　杭州整形医院
俞珊珊　杭州整形医院
杨甄宇　杭州整形医院
王新宇　杭州整形医院
米子靖　杭州整形医院
杨伟渊　杭州整形医院
孙海洋　杭州整形医院

照片编辑

方　军　杭州整形医院

主编简介

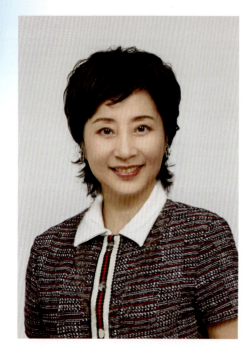

谭晓燕

主任医师，兼职教授，硕士生导师。杭州整形医院院长。

组织工程国家工程研究中心浙江省分中心主任

浙江省医学会整形外科学分会主任委员

中国医师协会美容与整形医师分会常委

中国整形美容协会常务理事

中华医学会整形外科学分会鼻整形专业学组副组长

中国整形美容协会微创与皮肤整形美容、鼻整形、眼整形、内窥镜分会副会长

中国医师协会美容与整形医师分会鼻整形、乳房整形、内窥镜亚专业委员会副主任委员

中国女医师协会整形美容专业委员会副主任委员

杭州市医学会整形与显微外科学分会前任主任委员

《中国美容整形外科杂志》常务编委（连任4届）

  1983年毕业于浙江医科大学；1984年参与筹建杭州市整形医院；1985年被第一个派往上海第二医科大学附属第九人民医院整复外科进修学习，师从杭州市整形医院名誉院长张涤生院士和赵平萍教授；1991年赴美国弗吉尼亚研修颅颌面和显微外科；1994年因工作出色，被杭州市卫生局破格晋升为副主任医师，并担任医院重点专科——整形美容外科主任；2006年7月至今被聘任为杭州整形医院业务院长、院长。

  30多年来一直踏踏实实地工作在整形美容外科临床、教学第一线，近十年的工作业绩、手术例数一直位于医院前列，多次荣获医院的"金手术刀"奖，多次被评为中信集团先进个人，并被杭州市卫生局定为跨世纪学科带头人；连任两届并为现任杭州市人大代表，分别被评为杭州市和浙江省"巾帼建功标兵"；2007年被中国医师协会评为"中国十佳整形外科医师"。发表论文数十篇，研究的多项课题分获省市科技各类进步奖。擅长头面部及乳房的各类整形及美容外科手术，特别是鼻部和乳房的综合整形和美容。参与王炜教授主编的《整形外科学》和高景恒教授主编的《美容外科学》中鼻部整形和美容章节的主要编写工作。2010年在国内首次提出"鼻部软组织牵拉法"。2016年和2018年分别主编《鼻整形手术精品集萃》和《鼻整形手术精品集萃（第二辑）》，参编刘建华、石冰主编的《唇鼻整形美容手术图谱》。"自助式可携假体的鼻微型软组织扩张器"和"多功能可视软组织剥离器"获得国家实用新型专利。

  2016—2018年成功主办"鼻出新裁，西湖论剑""童颜无忌"鼻整形修复和面部年轻化手术演示大会，得到国内外同行的广泛认可和好评。

副主编简介

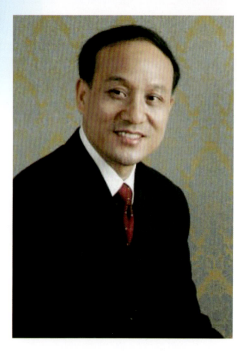

韦 敏

　　主任医师，教授。上海交通大学医学院附属第九人民医院整复外科颅颌面外科主任。

中国医师协会美容与整形医师分会颅颌面亚专业委员会主任委员
中国整形美容协会候任会长
中国医师协会美容与整形医师分会鼻整形亚专业委员会常委
中华少年儿童慈善救助基金会9958颅颌面畸形慈善救助基金负责人

　　从事整形外科、美容外科临床工作和研究25年，临床经验丰富，手术技艺精湛，擅长高难度头面部骨骼整形及美容外科、鼻整形美容。

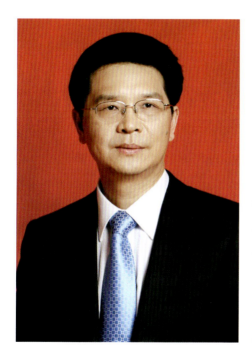

尹卫民

上海医科大学美容外科硕士，第一军医大学美容外科博士。深圳市君焯信息咨询有限公司董事长，香港君焯医疗管理顾问有限公司董事长，深圳市君焯医疗美容整形研究所所长，深圳广和（整形）门诊部院长。

中国医师协会美容与整形医师分会委员

中国医师协会美容与整形医师分会鼻整形、脂肪整形亚专业委员会常委

中国整形美容协会鼻整形分会常委

中国民营医疗美容机构服务质量标准化管理小组组长

深圳市医师协会整形美容医师分会副会长

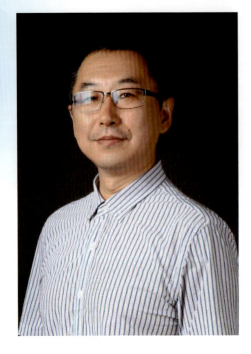

尹宁北

整形外科学教授，博士生导师。中国医学科学院整形外科医院唇腭裂中心主任。

中华医学会整形外科学分会委员、唇腭裂专业学组组长
中华口腔医学会唇腭裂专业委员会副主任委员（候任主任委员）
中国整形美容协会鼻整形分会副会长
中国医师协会小儿整形外科专业委员会副主任委员
中国康复医学会修复重建外科专业委员会常委
《中华整形外科杂志》编委

从事唇腭裂研究工作27年。于2006年提出唇鼻肌肉复合体以及肌肉张力带的新理论并加以理论生物力学验证和临床实践检验，后来逐渐被各地医师用于唇裂畸形的治疗，在业内被称为"唇鼻肌肉生物力学仿生技术"。发表论文90余篇，以第一作者或通讯作者发表论文60余篇，其中被SCI收录25篇。参与国家"十三五"重点科研项目，承担省部级以上科研基金项

目10项。2011年入选北京市专项优秀人才培养计划,2012年获得"北京市优秀中青年医师"称号,2013年当选北京协和医学院"协和学者特聘教授",2016年获评"协和学者创新团队"带头人,2018年当选"北京市师德先锋"、入选第二届"国家名医"榜单。2017年获中国整形美容协会科技创新一等奖,2018年获中华医学科技奖三等奖。

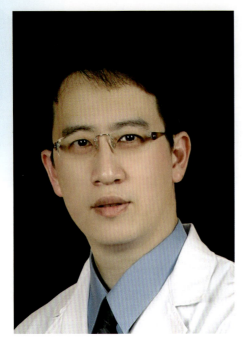

许英哲

台湾光泽医疗集团主任医师，莱佳形象美学诊所院长。

台湾形体整合美容医学会理事
台湾颜面整形重建外科医学会理事
亚洲颜面整形重建外科医学会会员

台湾高雄医学大学医学系毕业，高雄医学大学临床医学研究所医学硕士。先后担任高雄医学大学附设医院耳鼻喉科主治医师，高雄市立小港医院耳鼻喉科主治医师，高雄市财团法人阮综合医院特约医师。

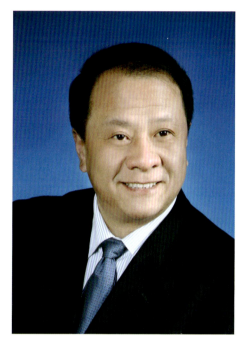

李 东

主任医师,教授,博士生导师。北京大学第三医院整形外科、医疗美容科主任。

中国整形美容协会副会长
中国整形美容协会鼻整形分会会长
中国整形美容协会眼整形、微创与皮肤整形美容分会副会长
中国中西医结合学会医学美容专业委员会副主任委员
中华医学会医学美学与美容学分会常委
北京医学会医学美学与美容学分会副主任委员
北京医师协会整形美容专科医师分会副主任委员
中国医师协会美容与整形医师分会微创抗衰老、鼻整形亚专业委员会副主任委员
《中国美容医学》杂志常务编委
《中国美容整形外科杂志》常务编委
《中华医学美学美容杂志》副总编辑

《中华整形外科杂志》编委
中华医学会医疗事故鉴定整形外科组专家

擅长美容外科：眼部、鼻部整形美容，微创面部整形；整形外科：唇腭裂，眼、鼻部创伤修复与重建。

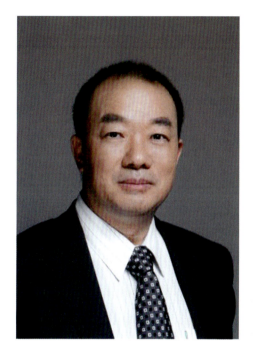

范 飞

主任医师,国家二级教授,博士生导师。中国医学科学院整形外科医院鼻整形再造中心主任。

中华医学会整形外科学分会鼻整形专业学组组长(2014—2017)
中华医学会整形外科学分会鼻整形专业学组特约顾问
中国整形美容协会鼻整形分会委员

在鼻缺损修复、鼻整形领域辛勤耕耘30余年,擅长运用各种术式解决鼻部缺损问题,尤其在全鼻再造、鼻面部瘢痕修复、鼻部美容手术等方面造诣颇深。率先在国内参与组织工程鼻翼软骨构建的基础研究及临床试验研究,在组织工程软骨构建方面有独到见解。首次通过3D打印辅助技术构建了外观精细的鼻翼软骨支架,并通过动物实验,初步论证了组织工程软骨技术的可行性。在鼻部美容手术方面,引领了全肋软骨综合隆鼻手术的发展,倡导微创切口自体肋软骨采取,在Dallas鼻整形术式的基础上进行改进,形成了一套符合中国人鼻部美学特征的隆鼻术式。

以第一作者或通讯作者发表相关鼻整形再造核心论文50余篇、SCI论文30余篇。擅长治疗全身各部位、各时期、各类型瘢痕及眼睑美容整形、面部除皱、吸脂、腹壁整形和其他部位的体形雕塑等方面。主持重点科研项目10项；参与编译《现代整形外科治疗学》《临床技术操作规范：整形外科分册》《整形外科特色治疗技术》等著作。

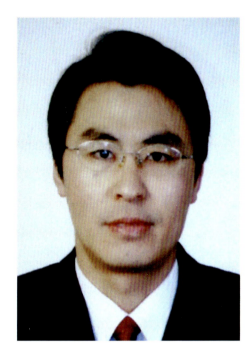

周广东

组织工程学博士。上海交通大学医学院附属第九人民医院教授,研究员,博士生导师,组织工程国家工程研究中心常务副主任。

中国生物医学工程学会组织工程与再生医学分会秘书长、常务理事

中国3D打印技术产业联盟生物医学理事会理事

中国生物材料学会再生医学材料分会委员

中国康复医学会修复重建外科专业委员会首届基础与材料学组委员

中国生物材料学会骨修复材料与器械分会软骨修复材料及应用专业委员会副主任委员

国家863计划项目评审专家

《组织工程与重建外科杂志》常务编委

《中华整形外科杂志》编委

《中国美容整形外科杂志》编委

"十三五"国家重点研发计划项目首席科学家。作为项目(课题)第一

负责人，主持完成国家重点研发项目（1项，首席）、973计划（2项）、863计划（3项）、自然科学基金（7项）等30余项国家级、省部级科研课题及人才培养计划。累计发表SCI论文100余篇，总IF＞500分；参编专著7部（含国际1部）；申请国家技术发明专利25项；国际学术会议特邀发言及大会发言40余次。获国家技术发明二等奖、山东省科技进步一等奖、上海市科技进步二等奖、上海市康复医学科技二等奖、上海国际工业博览会创新奖等多项科技成果奖励；获教育部新世纪优秀人才，泰山学者特聘教授，上海市优秀学科带头人、优秀技术带头人、医学领军人才、曙光学者、青年科技启明星（含跟踪）、优秀青年教师、上海交通大学晨星学者等16项人才培养计划；获全国卫生系统青年岗位能手，上海市卫生系统"银蛇奖"、新长征突击手、卫生局先进工作者等10余项荣誉称号。

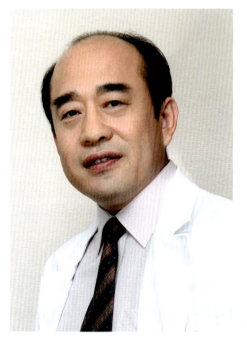

郑永生

整形外科医学博士,主任医师,硕士生导师。首都医科大学附属北京同仁医院整形外科主任。

中国整形美容协会常委
中国整形美容协会眼整形分会会长
中国医疗保健国际交流促进会整形与美容分会副会长
中国整形美容协会美容与再生医学分会副会长
中国整形美容协会微创与皮肤整形美容、激光美容、鼻整形、脂肪医学分会常委
中华医学会整形外科学分会北京分会委员
中华医学会医学美学与美容学分会委员
中华医学会医学美学与美容学分会北京分会常委
中国康复医学会修复重建外科专业委员会北京分会委员
中国医师协会美容与整形医师分会委员
北京医疗整形美容业协会常务理事

北京市医疗整形美容质量控制和改进中心常委
《中华整形外科杂志》编委
《中国美容整形外科杂志》编委
《中华医学美学美容杂志》编委
《中国耳鼻咽喉头颈外科》杂志编委
《中国中医眼科杂志》编委

毕业于白求恩医科大学医学系，同年分配至中国医学科学院整形外科医院，师从于著名整形外科专家宋儒耀教授、陈宗基教授。1994—1997年博士研究生期间对外鼻及唇周组织做了大量详细的解剖学研究，提出了鼻翼软骨环状结构的概念及鼻部肌肉动力均衡体系对外鼻形态维持的重要性，提出了旨在修复及重建鼻翼软骨环状结构和肌肉动力系统重建的唇裂鼻畸形矫正新思想。

擅长眼、耳、鼻等颜面器官的修复治疗与整形美容，面部微整形治疗等。编译医学著作8部，主译《现代韩国眼部美容成形术》《注射充填颜面美容》，参译《美容整形外科学》等；参编《整形外科手术精要与并发症》《中国大百科全书：整形外科卷》《瘢痕整形美容外科学》等。以第一作者在国内外医学杂志发表学术论文60余篇。

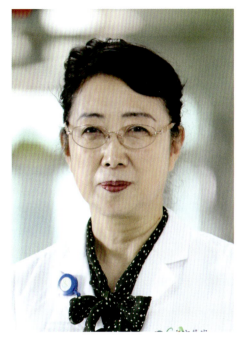

高建华

南方医科大学南方医院整形美容外科学术带头人，教授，主任医师，博士生导师，享受国务院特殊津贴专家，日本医科大学客座教授。

中国整形美容协会副会长
泛亚地区面部整形与重建外科学会中国分会副主席
中国医师协会美容与整形医师分会前任会长
卫计委美容与整形医师定期考核专家委员会副主任委员
中华医学会整形外科学分会第五届、第七届委员会副主任委员
国务院学位委员会学科评议组成员
中华医学科技奖和国家自然科学基金评委
Plastic and Aesthetic Research 杂志主编
《中华整形外科杂志》副总编
《中国美容医学》杂志副总编
《中国美容整形外科杂志》副主编
《中华外科杂志》《中华医学杂志》等近15种杂志常务编委、编委

从事整形美容外科40余年，医术较全面。特别擅长乳房整形、鼻唇畸形和眼部美容，在各种先后天畸形和瘢痕修复方面也有较深造诣。荣获二等功1次、三等功2次。为广东省"五个一科教兴医工程"学科带头人，荣获广东省"巾帼科技创新带头人"称号、丁颖科技奖以及"广东省名医"称号，获得第十届吴阶平医学研究奖–保罗·杨森药学研究奖。以第一作者获国家科技进步二等奖1项、广东省科技进步二等奖2项、军队医疗成果二等奖1项、军队科技进步三等奖2项，国家实用新型专利3项；承担国家自然科学基金项目8项、省自然科学基金项目2项、卫生部基金1项。以第一、二作者发表论文400余篇，其中SCI收录约60篇、日文5篇、西班牙文2篇。在瘢痕疙瘩成纤维细胞的基因诊断与治疗、乳房整形手术三维测量与模拟设计和脂肪干细胞等方面有较大的突破与创新。

序

自2002年1月22日原卫生部部长张文康签发《医疗美容服务管理办法》（卫生部令第19号）以来，我国医疗美容事业逐渐走向规范化，许多整形界精英人士入行，医疗美容机构（门诊部、中心、医院等）也向民营开放了准入大门，有力地推动了这一学科的进步，以及与国际接轨的发展。

人杰地灵的省会城市杭州，在杭州整形医院（国企）院长谭晓燕领军之下，先后于2016年和2018年举办了两届鼻整形高峰论坛和精英手术演示会，每届来自全国各地的千余从业者，座无虚席地参加聆听和观摩精英们的手术演示，两者之间现场问答互动直至深夜不疲，场景颇为感人。

鼻整形是近几年来我国医疗美容界的热点之一，杭州"西湖论剑"论坛的场景和会后《鼻整形手术精品集萃》（第一辑）出版发行数据就是最好的例证。《集萃》第二辑荟萃八大主题，较第一辑而言，对鼻整形的理念定位更为明确。60多位业界精英提供的手术演示和术后效果影像资料，都是精品之作，充分显示了目前国内所应用的五大赝复体材料，各有千秋，可供临床选择；鼻整形技术更成熟且具有一定的创新性，可以说是当今东方人鼻整形手术的典范。

21世纪以来，科技界已大步迈入智能化发展时代，特别强调创新，医学也不例外。我认为业内人士应该关注行业热点，并积极参与探讨、研究，解决遇到的难题。医学临床对象是人，生命安全性是唯一至上的要求，特别是医疗美容领域，爱美者不是病者，"锦上添花"安全第一，要把并发症、不良效果降到最低点。因此，我们既要敬业，又要谨慎从业。关于技术创新，要有厚实的基础研究认知度，同时要尊重经典。医疗美容界必须关注和重视循证医学，不能单凭个人经验独尊，要强调不同个体手术方式适应证选择的依据、手术效果大数据的随访根据、手术方法的可仿性等。

我深信在医疗美容界精英们和从业大军的辛勤工作、努力探讨、踏实研究和不断创新下，一定会把诸位的成果转化为东方人鼻整形术的金标准。我年事已高，难免保守，请大家谅解，是为小序。

马奇

谨识于2018年12月5日

作序者系浙江省整形外科创始人马奇教授。

前　言

国内整形界每年一次的"西湖论剑"走到今年已是第三个年头。值得欣慰的是，我被同行问起最多的问题是：明年的"西湖论剑"什么时候开？什么主题？

2016年5月在杭州召开的第一届"鼻出新裁，西湖论剑"鼻整形美容手术演示大会，首开国内外学术交流全程手术演示直播的先河，无论是会议的形式还是内容及与会代表的反响，都与传统的学术会议有很大的不同和创新，得到了广大同行的高度认可和争相模仿。在此，我首先要感谢"西湖论剑"联盟的国内外顶尖专家团队的全程支持；感谢会议的主办方杭州整形医院的会务团队的精心策划和辛勤付出；感谢所有参展商的不离不弃、温暖同行；更要感谢我的家人和广大参会者的热情鼓励和执着相伴。

2016年的感恩节，我们和浙江科学技术出版社合作，出版发行了由40余位国内顶级鼻整形专家联合撰写的《鼻整形手术精品集萃》。该书集鼻整形手术过程详解、专家点评、手术视频于一体，内容丰富、翔实，被誉为"满满的干货"，深受广大整形外科医师，特别是年轻的整形外科医师的钟爱。每当我看见他们将手术视频优盘随身携带，一遍遍精读时，禁不住为他们执着努力的好学精神而动容。年轻医师们对知识的渴求和向往，是我主编《鼻整形手术精品集萃（第二辑）》的最大动力。

随着近年来国内鼻整形美容手术的爆发式增长，涌现出大量的经传统方法改良的手术方法和鼻部填充材料。编者发现，不同的手术方法有不同的手术适应证；不同的材料有不同的特点，使用方法也各有差异。如果不加以正确引导，会出现大量的并发症。因此本书围绕鼻整形目前最热门的八大专题，在"西湖论剑"实战演示和深入讨论的基础上，邀请60余位海峡两岸的鼻整形专家，对每一种方法和材料的选择使用提出了相关的建议和共识。希望对行业特别是对年轻的整形外科医师有积极的指导意义，使他们少犯错误，少走弯路。本书同时还配有这八大专题相应的16位专家的手术直播视频及术前的详细解析。更难能可贵的是另有16位国内顶级专家，将他们日常工作中经典的手术录像毫无保留地奉献给广大读者，把原本精彩纷呈的"西湖论剑"实战视频又推上一个新台阶，相信一定会给大家带来全新的视觉冲击。

为了方便广大读者随身携带和阅读，我们改良了图书的装帧，让大家可以在任何场合特别是在差旅途中一饱眼福，随时答疑解惑。再一次感谢所有关心、支持和陪伴"西湖论剑"一起成长的朋友们！

于2018年国庆佳节

目 录
CONTENTS

第一章　自体肋软骨在鼻整形中的应用

1　王先成 ··· **2**
2　王旭明 ··· **8**
3　文辉才 ··· **13**
4　邱昱勋 ··· **18**
5　周　柯 ··· **22**
6　高　山 ··· **27**
7　谭　拯 ··· **33**
8　范　飞（建议与共识） ································· **37**

第二章　硅橡胶假体在鼻整形中的应用

1　郑君达 ··· **44**
2　徐靖宏 ··· **49**
3　殷国前 ··· **55**
4　郭宗科 ··· **58**
5　黄金龙 ··· **65**

6　黎　冻 70

　　7　李　东（建议与共识） 75

第三章　膨体（聚四氟乙烯）在鼻整形中的应用

　　1　师俊莉 80

　　2　陈敏亮 85

　　3　胡　凯 93

　　4　黄金龙 98

　　5　蹇　洪 104

　　6　韦　敏（建议与共识） 110

第四章　异体骨与软骨在鼻整形中的应用

　　1　王　艇 120

　　2　邱昱勋 126

　　3　何栋良 130

　　4　柯晴方 134

　　5　颜正安 139

　　6　鲁礼新 148

　　7　周广东（建议与共识） 156

第五章　高密度多孔聚乙烯（Medpor）在鼻整形中的应用

1　马晓飞 ……………………………… 168
2　吴开泉 ……………………………… 172
3　张　晨 ……………………………… 177
4　俞哲元 ……………………………… 181
5　黄志祥 ……………………………… 186
6　许英哲（建议与共识）……………… 190

第六章　唇裂鼻畸形的整形美容

1　王　健 ……………………………… 196
2　牛永敢 ……………………………… 201
3　朱洪平 ……………………………… 209
4　李承浩 ……………………………… 215
5　陈　阳 ……………………………… 224
6　傅豫川 ……………………………… 228
7　舒茂国 ……………………………… 241
8　尹宁北（建议与共识）……………… 248

第七章　歪鼻及驼峰鼻畸形的整形美容

1　李　江 ……………………………… 270
2　杨甄宇 ……………………………… 275
3　宋慧锋 ……………………………… 279

4　唐冬生 ———————————————— **285**

5　谭晓燕 ———————————————— **291**

6　蹇　洪 ———————————————— **301**

7　郑永生（建议与共识）———————————— **305**

第八章　鼻下部畸形的整形美容

1　包　奎 ———————————————— **312**

2　孙　豪、王新宇 ——————————————— **315**

3　张　晨 ———————————————— **322**

4　郭宗科 ———————————————— **329**

5　廖连平 ———————————————— **335**

6　谭晓燕、施嫣彦 ——————————————— **342**

7　尹卫民（建议与共识）———————————— **352**

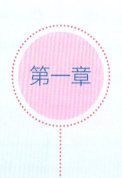

自体肋软骨在鼻整形中的应用

1 王先成

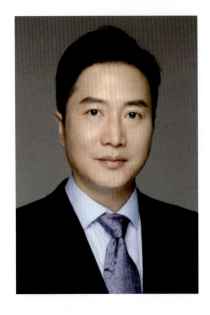

医学博士，主任医师，硕士生导师。中南大学湘雅二医院整形美容外科主任。

国际整形美容外科联盟（IPRAS）会员，中国整形美容协会理事，中华医学会整形外科学分会乳房整形美容、鼻整形、瘢痕与再生医学、创面修复重建专业学组常委，中国医师协会美容与整形医师分会鼻整形亚专业委员会常委，湖南省康复医学会整形外科专业委员会主任委员。

从事肋软骨鼻整形10年，总数约800例。

1 自体肋软骨移植后会吸收吗？原因是什么？百分比是多少

自体肋软骨移植后会吸收。原因主要和几个因素有关：局部组织血运情况、血肿、感染及皮肤罩的张力，其中尤以感染及张力对软骨的后期吸收影响最大。从目前的临床观察来看，自体肋软骨吸收率一般不超过10%。

2　有何措施可预防或减少自体肋软骨移植后的吸收

术中注意避免粗暴操作，止血彻底，注意无菌操作，预防感染。术后一旦发现有血肿情况，要及时清除血肿，并充分引流。如有早期感染征象，需积极选择较强广谱抗生素进行静脉滴注，予以局部分泌物细菌培养、局部理疗等。

3　自体肋软骨雕刻技巧和注意点有哪些

自体肋软骨雕刻要注意几个问题：①从选材方面，尽量选择第6肋或第7肋，而且选择其平直部分。②雕刻遵循"平衡对称性原理"。③在保证效果的前提下，尽量去除肋软骨的骨皮质部分，因为此部分是引起软骨变形的重要因素，尽量选择髓质部分雕刻盖板移植物。强调对称性雕刻无论如何都不过分，但是临床上很难绝对保证。④肋软骨的侧切和横切可最大程度地释放肋软骨变形的力量，是临床上重要的措施，尤其适合最后雕刻鼻背盖板移植物，可有效防止远期变形。⑤对于鼻中隔延伸移植物（SEG）雕刻，要注意两片的厚薄均一、力量均衡性，注意观察是否存在弯曲，鼻小柱支撑移植物（STRUT）的雕刻尽量选择肋软骨的中间部分，一般厚度为2～2.5mm，长度为2.8～3.2cm。肋软骨雕刻后建议置于温盐水中浸泡半小时，观察其变形趋势，再进行雕刻。

4　第二次取肋软骨要注意什么

充分了解既往手术史及肋软骨的切取情况，术前通过CT三维重建了解原肋软骨的切取位置及大小情况。术中沿原切口切开，小心剥离皮下瘢痕组织，自腹直肌筋膜浅面分离皮下组织达足够范围，手指触摸探

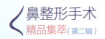

查上次取肋软骨位置及此次所需要切取的肋软骨位置，明确位置后，切开腹直肌筋膜，纵行钝性分开腹直肌，再常规切取肋软骨，注意避免剥离原肋软骨切取位置，防止损伤胸膜。

5　挛缩鼻松解后软组织量往往不足，常用的解决方法是什么

重视术前的皮肤黏膜牵拉训练，一般训练时间至少1～3个月，直至达到我们需要延长的长度及抬高的高度，一般经此处理后，绝大多数能满足临床需要。如果经过训练后，仍然发现黏膜及皮肤缺如，则需要考虑皮瓣或唇黏膜瓣修复。

6　取肋软骨的最佳年龄是几岁

目前在这方面没有深入的研究，我们曾做过CT评估肋软骨的钙化情况，发现随着年龄的增长，钙化呈增加趋势，但无正相关，我们的临床经验是20～40岁女性完全钙化的概率不是很大。临床工作中我们也曾遇到18岁女孩肋软骨完全钙化，而40岁以后的女性患者有些钙化并不严重，但存在老化的趋势，表现为髓质为黄色的肋软骨，老化的肋软骨相对变形的概率减少。

7　自体肋软骨与假体比较，感染率有无区别

自体肋软骨由于是自体组织，其感染率较假体要低。

8　块状软骨与颗粒软骨有何区别

块状肋软骨可以雕刻成所需要的形状，尤其在鼻根转折处，同时还可获得较厚的移植物，但是块状肋软骨存在一定概率的软骨变形。颗粒

肋软骨避免了块状肋软骨变形的可能，但是目前切取颗粒肋软骨相对烦琐费时，有时尽管用了自体筋膜的包裹，但对于鼻背皮肤较薄的患者，仍存在颗粒软骨轮廓外显的可能。

9 挛缩鼻血运可能受影响，术中应注意什么

挛缩鼻一般是经历了多次鼻整形术，或鼻整形术后出现了严重感染、假体外露等情况而导致的。术前正确评估皮肤及黏膜的活动度及顺应性尤显重要。术中要充分重视评估皮肤罩的活动度及张力，避免支架过高或过长，导致缝合后的皮肤张力过大，从而影响鼻尖及鼻小柱的血运；同时对挛缩鼻的瘢痕粘连进行充分的松解，游离范围达鼻外侧及梨状孔边缘。

10 二次修复最少间隔多长时间

二次修复一般建议至少间隔3个月，因为术后3个月是瘢痕增生最严重时期。这段时间组织水肿、纤维粘连及瘢痕增生较严重，皮肤及黏膜的活动度最小。

手术名称：全肋鼻整形术

术前术后对比照片（左为术前，右为术后6个月）

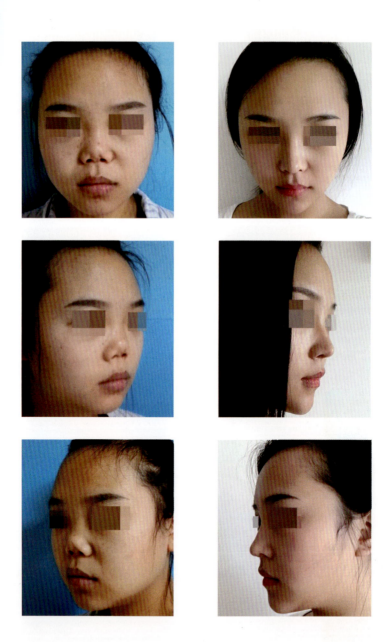

手术名称：全肋鼻整形术

术前术后对比照片（左为术前，右为术后6个月）

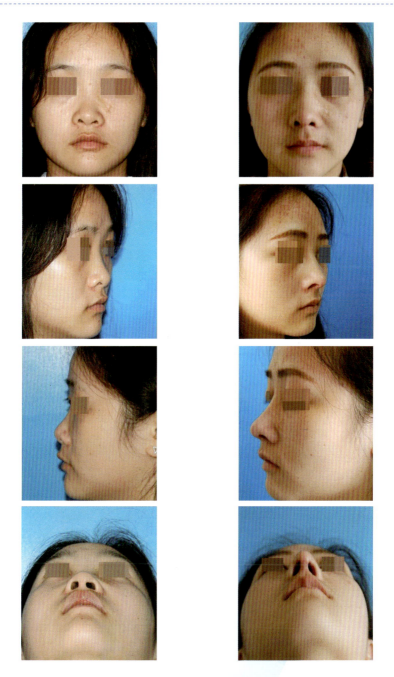

2 王旭明

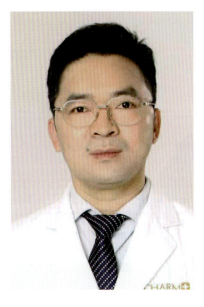

副主任医师。重庆当代整形美容医院副院长,西南医科大学客座教授。

中国整形美容协会鼻整形、精准与数字医学、中西医结合分会常委,中国整形美容协会中西医结合分会眼鼻专业委员会副主任委员,泛亚地区面部整形与重建外科学会中国分会常委,中国中西医结合学会医学美容专业委员会医疗技术分会副主任委员、鼻整形分会常委。

1 自体肋软骨移植后会吸收吗?原因是什么?百分比是多少

自体肋软骨吸收率低,早期吸收率不超过10%,远期更低;而异体肋软骨远期吸收率接近100%,在手术大约10年后会完全吸收,无法给鼻部提供支撑,所以建议在自体软骨钙化或身体原因无法获取时,异体软骨才是"退而求其次"的不二之选。

自体肋软骨被吸收的主要原因有两个:一是水肿的消退,水肿消退以后吸收率可能会低一些;另一个原因可能是肋软骨支架的交叉缝合线结松弛,缝合线结松弛后支架的高度会有所降低,其实是支架的稳定性下降引起。这两种情况看起来都像是"被吸收"所致，但其实都不是。

2 有何措施可预防或减少自体肋软骨移植后的吸收

不管是什么软骨，吸收在大多数时候都是可以忽略的。不过书上以及国内一些相关论文表明，放在骨骼处的软骨不容易吸收，放在鼻头软组织多的地方软骨容易吸收。如果实在担心吸收，筋膜包一下就会好很多。所谓的软骨吸收其实是由软骨细胞死亡造成的，正常削成假体样形状是不会有大损伤的，在进行肋软骨隆鼻之后的半年到1年之间确实会吸收一部分的软骨组织，但是一般情况下不会超过5%。软骨颗粒或者压碎的软骨对软骨的损伤比较大，所以吸收率比较高，可以多放一点。

任何软骨在鼻尖移植手术中都会出现不同程度的吸收，主要原因就是鼻尖皮肤的张力和面部表情肌活动时对鼻尖移植的软骨造成的应力性吸收，这种力量最终会变成鼻尖皮肤和移植的软骨之间的相互作用。如果移植的软骨坚挺有力，就会克服皮肤的张力来延长抬高鼻尖；如果移植的软骨软弱无力，难以克服皮肤的张力，就会导致移植的软骨部分被吸收。另外，由于亚洲人鼻尖皮肤较厚，皮脂腺分泌旺盛，容易造成术后瘢痕增生及挛缩，潜在增加了软骨的吸收，此时只有借助坚挺有力的肋软骨，才能凸显鼻尖的表现点，重塑鼻尖轮廓，并适应和承受术后鼻尖皮肤的回缩趋势，抵抗吸收现象。

3 第二次取肋软骨要注意什么

第二次取肋软骨前要先做鼻部CT，了解上次手术的重建方法，评估原来的肋软骨是否可用以及第二次取肋软骨的需要量；其次做肋软骨的CT三维重建，了解第一次取肋软骨的范围及邻近肋软骨情况，尽可能选择原切口，切取原来肋软骨或邻近肋软骨，取的时候要特别注意第一次术后的瘢痕粘连，避免穿破胸膜。

4 挛缩鼻松解后软组织量往往不足，常用的解决方法是什么

术前鼻尖皮肤牵拉2～3个月，以使鼻部皮肤延伸度增加，术中仔细广泛松解鼻尖、鼻背，甚至可以超过鼻面平面，下外侧软骨释放及上下外侧软骨间连接松解甚至离断，可以有效延长、抬高穹隆部及增加黏膜的延伸度。严重挛缩鼻甚至可以选择游离筋膜移植或者真皮脂肪瓣移植，待半年到1年后皮肤弹性恢复再行综合隆鼻手术。

5 取肋软骨的最佳年龄是几岁

随着年龄增长，大约25岁以后，人的肋软骨会钙化变硬，所谓肋软骨钙化，其实就是软骨开始变成硬骨了。硬化后的肋软骨不再具备软骨特性，会变得相当坚硬，钙化的骨性部分还因为缺乏骨膜等软组织的血液供养，抗感染力变差，加之细节的雕刻和缝合困难，常常导致手术效果不理想。钙化概率跟年龄有关但并非线性关系，不是只有年纪大的人才会出现肋软骨钙化的情况。仅凭目测无法准确评估肋软骨是否钙化，而有多种方法可以辅助判断，比如术前用注射器针穿刺或做X线、CT检查。不过肋软骨的钙化多数时候呈现点状钙化，穿刺判断法容易出错，所以更推荐术前进行X线或CT肋软骨三维重建诊断。

6 自体肋软骨与假体比较，感染率有无区别

自体肋软骨感染率远远低于假体。

7 块状软骨与颗粒软骨有何区别

传统的软骨移植是取整块软骨,根据需要雕刻和拼接成一定形状后再移植于体内。整块软骨存在翘曲的问题,严重的翘曲有时不得不再次修整,因而影响手术的最终效果。为了克服整块软骨容易翘曲的问题,颗粒软骨应运而生。所谓颗粒软骨,是指将整块软骨切成直径为0.5~2mm之间的颗粒。单纯颗粒软骨隆鼻会导致内在支撑力不足和鼻尖凹陷的缺陷。如果皮肤很薄,颗粒会显露出来。颗粒软骨吸收率很高,用筋膜包裹可以减少吸收。

8 挛缩鼻血运可能受影响,术中应注意什么

术前充分牵拉,延长黏膜,要分开鼻子的侧鼻软骨和鼻翼软骨之间的纤维连接,用自体软骨形成坚固的支撑结构后延长皮肤。

由于挛缩出现严重的变形,通过一次手术很难达到理想的鼻形。因此,为了保证远期效果,通常选择第一次进行简单的调整,半年或1年后再次行修复手术,甚至要进行2~3次手术。

9 二次修复最少间隔多长时间?可以早期修复吗

二次修复间隔最好半年以上。若10天内出现感染、血肿、患者对形态不满意等,可进行急性期修复;若1个月内出现感染、黏膜破损、患者对形态不满意且难以接受半年后修复的,也可进行亚急性期修复。不建议在术后2~3个月期间进行手术修复。

手术名称：自体肋挛缩鼻整复术

术前术后对比照片（左为术前，右为术后13个月）

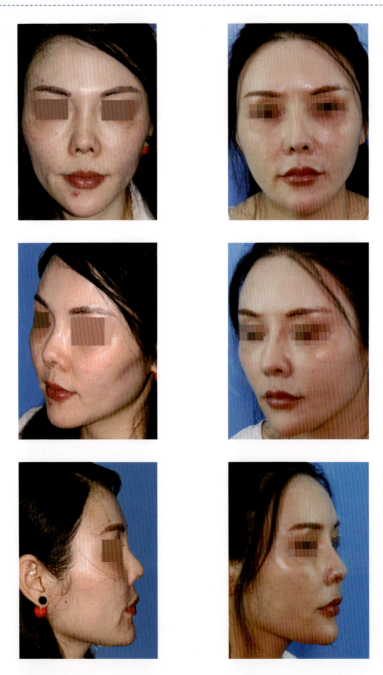

3 文辉才

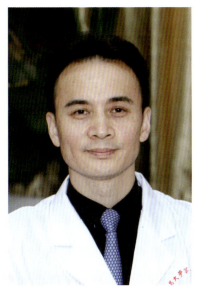

主任医师，副教授，硕士生导师，南方医科大学整形博士。南昌大学第一附属医院整形美容科主任。

中华医学会整形外科学分会委员，中国整形美容协会面部年轻化分会常委，中华医学会组织修复与再生分会委员，中国老年医学学会烧创伤分会常委。

从事整形美容专业20余年，施行鼻整形手术近3000例，其中肋软骨鼻整形200余例。擅长改脸型、综合隆鼻、重睑等，在面部五官整形、除皱、乳房整形、抽脂瘦身、体表器官再造等方面有独到创意，对先天性畸形及烧伤后瘢痕挛缩畸形有深入研究，成功完成各类整形美容手术万余例。

1 自体肋软骨移植后会吸收吗？原因是什么？百分比是多少

自体肋软骨移植后会吸收，原因主要是软骨钙化和术后炎症反应，炎症程度越严重，吸收的比率越大。正常人大约吸收10%。

2 有何措施可预防或减少自体肋软骨移植后的吸收

（1）术前行肋软骨CT三维重建，尽量不用钙化软骨。
（2）自体肋软骨不要在干燥的环境中暴露过长的时间。
（3）术中严格执行无菌操作，预防术后感染。

3 自体肋软骨雕刻技巧和注意点有哪些

（1）鼻背支撑物切取肋软骨髓质部分，腹侧均匀横剖处理。
（2）鼻中隔延伸移植物及鼻小柱支撑移植物支架片的获取应包含肋软骨的皮质与髓质部分，并且软骨片均需做边缘化打磨处理。
（3）所有已雕刻成形的软骨片需要放入抗生素生理盐水中浸泡，之后取出来重新打磨。

4 第二次取肋软骨要注意什么

手术时切口取自上一次手术切口处，但不切取同一根肋骨，术中避免剥离过于粗暴而造成气胸。

5 挛缩鼻松解后软组织量往往不足，常用的解决方法是什么

（1）术中可进行鼻衬里松解。
（2）取耳郭复合组织瓣移植。
（3）构建生物力学性能稳定的支架，达到皮肤扩张的作用。
（4）鼻背放置皮肤扩张器。

6 取肋软骨的最佳年龄是几岁

取肋软骨的最佳年龄是18～35岁。

7 自体肋软骨与假体比较,感染率有无区别

有区别,自体肋软骨感染率低于假体。

8 块状软骨与颗粒软骨有何区别

块状软骨结构稳定,支架生物力学性能强,易于塑形,但整体吸收率大于颗粒软骨。颗粒软骨结构不稳定,生物力学性能稍差,适于深部填充,移植后再生能力较强。

9 挛缩鼻血运可能受影响,术中应注意什么

注意术中剥离的层次,必须精准到软骨膜层次进行剥离。术中去除瘢痕组织时切勿粗暴过深。

10 二次修复应间隔多长时间?可以早期修复吗

二次修复分为两个时间段:①早期术后10～20天之间待术区完全消肿,但瘢痕未完全形成的时候,可以矫正严重的鼻畸形。②自体软骨鼻整形二次修复间隔至少6个月。

手术名称：全肋鼻整形修复术

术前术后对比照片（左为术前，右为术后8个月）

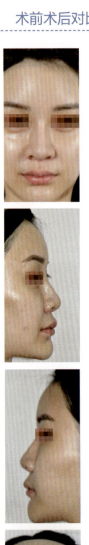
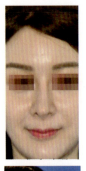
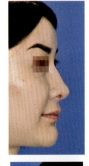
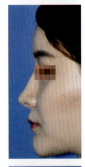
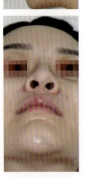
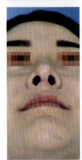

手术名称：全肋鼻整形修复术

术前术后对比照片（左为术前，右为术后18个月）

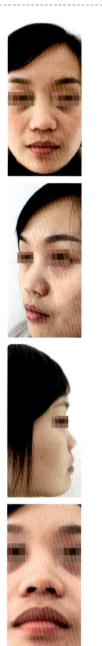
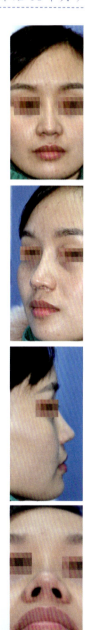

4 邱昱勋

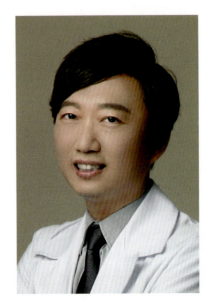

台湾新光吴火狮纪念医院耳鼻喉科暨医学美容中心主治医师。

台湾耳鼻喉科医学会颜面整形重建训练委员会委员，台湾颜面整形重建外科医学会国际事务委员会委员，台湾大学医学院附设医院耳鼻喉部教学主治医师，台湾大学医学院临床医学研究所医学硕士，台湾大学医学院及工学院医学工程学研究所博士候选人。

1 自体肋软骨移植后会吸收吗？原因是什么？百分比是多少

自体肋软骨移植后会吸收。主要是由于张力过大甚至感染导致血液循环不好，而造成吸收。根据经验，吸收率应小于10%。

2 有何措施可预防或减少自体肋软骨移植后的吸收

术中彻底消毒，预防性应用抗生素，仔细止血。术后注意是否有感染及血肿发生，尽早进行分泌物培养及给予抗生素，切开引流。

3 自体肋软骨雕刻技巧和注意点有哪些

本人习惯取右胸（避免左胸痛和心脏痛混淆），取第6～8肋，取下后放于抗生素溶液中浸泡约30分钟再雕刻（待其充分弯曲后），用软骨中心部分（去掉周围皮质部分），尽量对称平衡雕刻。

4 第二次取肋软骨要注意什么

先确定上次取了几根（超过3根则不再取），术前进行CT检查，最好加三维重建（以确定还有多少可用软骨）。尽量由原伤口切开，可能要切得略大（因为离欲取肋软骨距离较远），小心计划手术路径，仔细分开因纤维增生所造成的剥离层面。先用手指触摸确认，再往下一层面剥离。

5 挛缩鼻松解后软组织量往往不足，常用的解决方法是什么

尽量往周围剥离更大范围。可在鼻部皮下组织刻痕松解，以期能更加延长拉高，甚至使用皮肤软骨复合组织移植。

6 取肋软骨的最佳年龄是几岁

本人一般以45岁为上限（年龄大易钙化）。超龄若要取，会建议先进行CT检查作出判断；年纪较轻者的软骨则较易弯曲。

7 自体肋软骨与假体比较，感染率有无区别

自体肋软骨感染率较假体低。

8　块状软骨与颗粒软骨有何区别

块状软骨可雕出所需形状,但取决于一开始所取软骨的形状长度,且较有弯曲的可能。颗粒软骨较不受限于一开始所取软骨的形状长度,但所塑造的形状较不精致,且易吸收致凹凸不平。

9　挛缩鼻血运可能受影响,术中应注意什么

尽量往周围剥离更大范围。可在鼻部皮下组织刻痕松解,以期能更加延长拉高。若皮肤活动度严重受限,切勿过度增高延长而造成术后坏死的情况。

10　二次修复最少间隔多长时间

若为初次隆鼻之重修,本人一般会等半年,待完全消肿定形后才讨论重修计划;若为已经数次手术,因其恢复更慢,本人会等至少1年,待其组织软化才再修。

手术名称：自体肋软骨隆鼻＋鼻尖延长、抬高、缩小

术前术后对比照片（左为术前，右为术后6个月）

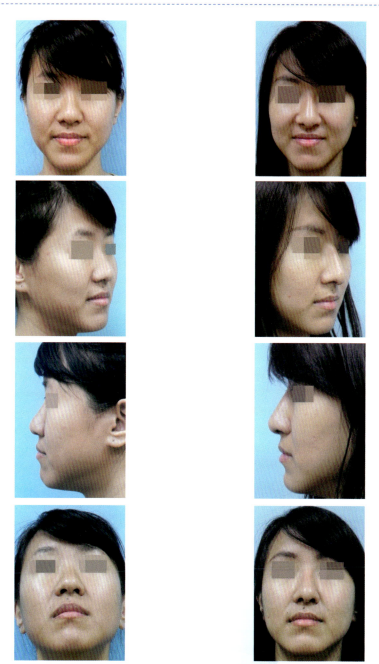

5 周柯

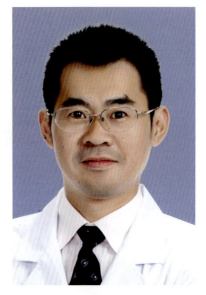

副主任医师。成都铜雀台整形美容医院院长。

中华医学会整形外科学分会鼻整形专业学组委员，中国整形美容协会鼻整形分会常委，中国中西医结合学会医学美容专业委员会鼻整形分会常委，中国中西医结合学会医学美容专业委员会西南区专家委员会副主任委员。

1 自体肋软骨移植后会吸收吗

除非有感染，否则不能观察到吸收。

2 有何措施可预防或减少自体肋软骨移植后的吸收

预防感染。

3 自体肋软骨雕刻技巧和注意点有哪些

避免全肋弯曲的方法有：①尽可能取直的肋软骨；②切片后对向缝

合；③使用髓质；④采用"手风琴法"；⑤雕刻后水溶30分钟；⑥凹面向下放置肋软骨。

4 第二次取肋软骨要注意什么

术前行三维CT检查以了解之前取肋软骨的部位；沿原切口进入；沿原创腔瘢痕进入。

5 挛缩鼻松解后软组织量往往不足，常用的解决方法是什么

（1）术前牵拉鼻子，每天30次，每次1分钟，直到原挛缩鼻瘢痕松软，能牵拉到正常长度，方可手术。

（2）术中彻底松解瘢痕。

（3）鼻前庭黏膜不足而不能直接缝合者，取耳郭复合组织移植。

6 取肋软骨的最佳年龄是几岁

取肋软骨没有最佳年龄，观察到18~25岁也有钙化现象，而最大年龄57岁亦存在无钙化者。Dr. Toriumi讲到他最喜欢做35~45岁年龄段的肋软骨，因其不易变形。我们观察到此年龄段也会变形，只是比18~25岁阶段更稳定些。此外，钙化灶可能会改变软骨变形方向。

7 自体肋软骨与假体比较，感染率有无区别

理论上应该是自体肋软骨感染率更低，但是我们做假体时无菌操作严格，也很少感染，全肋也存在感染病例。

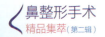

8　块状软骨与颗粒软骨有何区别

两者最大的区别是：①无论块状软骨使用什么雕刻方法，都难以避免软骨变形，而颗粒软骨没有变形；②块状软骨吸收率很低，而颗粒软骨吸收率较高；③块状软骨可以提供有效塑形及支持，而颗粒软骨仅能增加体积；④块状软骨皮下表现平整，而颗粒软骨较易出现形态不规则、局部组织不平。虽然土耳其的 Dr. Nazim 有非常好的使用"土耳其软糖法"的报道，但由于东西方人种的差异，国人的鼻背移植物往往需要大于3mm厚度甚至更多，个人认为当鼻背移植物厚度≥3mm时不适合应用"土耳其软糖法"。

9　挛缩鼻血运可能受影响，术中应注意什么

挛缩鼻通常是二次或多次手术后造成的，之前的手术创伤及本次手术会破坏本就脆弱的毛细血管网，而修复手术通常是开放性切口，鼻小柱动脉必须切断。术中应注意：①熟知鼻血管走行，避免损伤；②沿软骨表面入路通常是最安全的选择；③术中操作轻柔，避免粗暴；④把整个鼻背鼻尖皮肤皮下看作一个掀起来的皮瓣或肌皮瓣；⑤软骨支架及假体不能对皮瓣造成压力，所有的压力只能作用于支架上，不能作用于皮瓣上，皮瓣不能有太大张力。

10　二次修复最少间隔多长时间

二次修复的时间有两个关键点：

（1）如果在拆线时或术后2周内发现鼻形态不佳，应及时给予手术纠正。其原因是：①此时肿胀青紫未完全消退，患者易理解并接受；②组织未愈合，更容易分离层次。

（2）超过术后1个月的建议是至少术后半年再进行手术，此时已过瘢痕增生期，也更能清楚地判定上次手术的不足，有针对性地制定手术策略。

手术名称：膨体二次隆鼻＋原肋软骨移植物行鼻翼整复＋鼻尖成形＋鼻基底填充＋鼻小柱重建前移＋右胸部筋膜切取术

术前术后对比照片（左为术前，右为术后7个月）

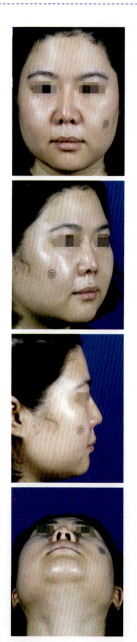
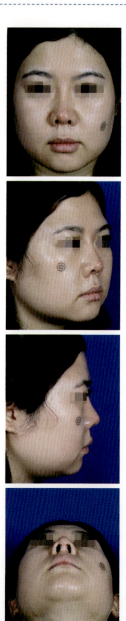

6 高山

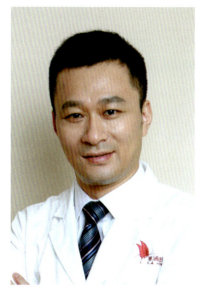

副主任医师。深圳雅涵医疗美容医院院长。

中国整形美容协会鼻整形分会常委,中华医学会整形外科学分会鼻整形专业学组委员,中国中西医结合学会医学美容专业委员会华南区专家委员会常委,中国非公立医疗机构协会整形与美容专业委员会鼻整形美容分委会常委,泛亚地区面部整形与重建外科学会中国分会医学美容经营管理委员会委员。

擅长立体仿真美鼻整形、精雕明星鼻与肋软骨综合鼻整形、复杂鼻部整形修复等。

1 自体肋软骨移植后会吸收吗？原因是什么？百分比是多少

自体组织移植都会伴有或多或少的吸收,自体肋软骨移植也不例外。其原因可能主要与手术加工过程中软骨细胞坏死、软骨膜的保护与营养功能缺失以及自身抗原暴露有关。除此之外,术后感染与血肿、移植区血运破坏、软骨材料加工过薄、支架缝合的压力以及离体时间过长等因素，都会对移植软骨的成活造成不利影响，最终表现为移植软骨体积变小、支架结构破坏。但由于软骨组织天生具有代谢功能低下的特性，且鼻面部血运丰富，所以肋软骨在鼻综合手术中的吸收率很低，极少影响手术效果。根据多例鼻整形修复经验估测，肋软骨在鼻综合手术后1年的吸收率在15%以内。

2 有何措施可预防或减少自体肋软骨移植后的吸收

巧妙而独到的美学设计、合理而规范的医疗操作有助于减轻术后各类并发症。以下措施会有助于预防或减少自体肋软骨移植后的吸收：①术前合理设计，与患者充分沟通，评估术区组织量及皮肤弹性，根据个体基础量力而行，避免过高张力；②术中严格执行无菌操作，沿解剖平面精细分离，减少血运破坏，操作层次清晰，松解到位；③术后常规应用抗生素，注意引流与术区护理，预防感染，并给予静脉药物营养支持；④嘱患者术后1～3个月避免剧烈运动、高温作业等，规律作息，忌烟酒及辛辣刺激性食物。

3 自体肋软骨雕刻技巧和注意点有哪些

自体肋软骨雕刻重点在于构建稳定架构的同时，通过各种处理方法释放、整合软骨变形的内应力，以达到远期形态与稳固的完美统一。

肋软骨取出后用生理盐水浸泡，充分释放内应力，去除骨皮质部分、钙化部分的软骨，均匀切成同样厚度的肋软骨薄片。根据软骨片弯曲程度选材，肋软骨中心部分最直的软骨片置于正中，具有弧度的软骨片背向贴合固定，使变形力相互抵消，根据患者所需支架的长度、高度来雕刻肋软骨薄片的倾斜角度。多余软骨注意保留，可加工为颗粒状用于填充。

4 第二次取肋软骨要注意什么

第二次取肋软骨应注意利用既有瘢痕，避免增加额外体表瘢痕，如分离取出困难，可将原手术切口适当延长。分离时应于深筋膜表面充分游离，避免暴力牵拉手术切口，造成术后伤口愈合不佳。切取时应用肋软骨弧形拉钩完整剥离肋软骨膜，并注意保护肋软骨下方腹腔以避免损伤。根据手术需求估算所需软骨长度，最大限度保持胸廓骨性结构完整。

5 挛缩鼻松解后软组织量往往不足，常用的解决方法是什么

挛缩鼻是指鼻部硅橡胶假体包膜形成并挛缩导致的鼻尖降低、鼻翼退缩等症状。挛缩鼻往往伴随鼻头、鼻翼及鼻背组织变薄，松解后较少的软组织量不足，可以通过自体材料填充的方式来修复，如自体真皮、筋膜、骨膜及脂肪等；较大的组织量缺口，可以采用局部或者游离皮瓣来修复。

6 取肋软骨的最佳年龄是几岁

从肋软骨发育或者钙化程度来考虑，取肋软骨的最佳年龄应为18～35岁。年纪过小者肋软骨尚未发育完全，肋软骨纤细柔软，软骨量与软骨强度都较难支持手术；年纪过大者的钙化概率较高，出现大片钙化灶的肋软骨难以切割使用，且远期的弯曲难以预测。但临床工作中可见肋软骨钙化程度与年龄并不绝对相关，故建议鼻综合手术应常规完善术前胸部CT，通过三维重建来获取影像学资料，优化手术方案。

7　自体肋软骨与假体比较，感染率有无区别

因为手术医师、医疗条件、术式及患者个人因素的区别，对自体肋软骨及膨体、硅橡胶在各篇报道中的感染率数据难以作出直接对比。结合整体数据及临床经验，自体肋软骨的感染率要远低于膨体及硅橡胶等假体材料，且即使出现感染，也极少破出皮肤，大多可以通过引流与抗感染治疗得到恢复；而膨体与硅橡胶假体一旦感染，就必须手术取出，再择期修复。在这一点上，自体肋软骨与膨体、硅橡胶假体相比，具有很大的优势。

8　块状软骨与颗粒软骨有何区别

块状肋软骨是指肋软骨取出后做块状、片状切割，雕刻为支架或者假体供使用。颗粒肋软骨是指将软骨组织切剪为直径0.5～1.0mm大小的颗粒状，然后利用各种不同材料包裹或者直接进行移植以填充术区。颗粒软骨相比块状软骨，具有不易发生变形、易塑造为不同形状填充、软骨利用率高等优点，但是同时存在吸收率增加、无法提供强有力支撑的缺点。

手术操作中可综合利用两者特性，在使用块状软骨搭建支架或雕刻鼻背盖板移植物后，将剩余软骨材料加工为颗粒软骨，结合腹直肌筋膜或者单独用于填充，以模糊假体轮廓，优化外观。

9　挛缩鼻血运可能受影响，术中应注意什么

鼻背的血供主要由以下血管提供：鼻背动脉、侧鼻动脉、鼻小柱动脉分支、鼻部浅表肌腱膜系统（SMAS）层、两侧鼻动脉的交通血管网。由于鼻背动脉、侧鼻动脉相对恒定，经过鼻尖向下进入鼻小柱，

血管走行在鼻背筋膜层，紧贴软骨剥离可以保证血供的完整性，并减少出血，所以术中应注意紧贴软骨剥离，以保证血供完整；术中少用电刀电凝止血，甚至不止血；鼻综合手术术中出血表明术区血管丰富，有利于保持鼻尖皮瓣的活力。

10 二次修复最少间隔多长时间？可以早期修复吗

二次修复一般最少间隔3个月，手术3个月后瘢痕进入稳定期。有些特殊情况必须早期修复。如鼻尖张力大（鼻部皮肤出现明显发红、发白）、鼻部出现感染症状（切口有脓性分泌物）等，有逐渐加重的趋势，保守治疗、切口换药后病情仍持续进展，则需早期修复。

手术名称：全肋综合鼻整形术

术前术后对比照片（左为术前，右为术后6个月）

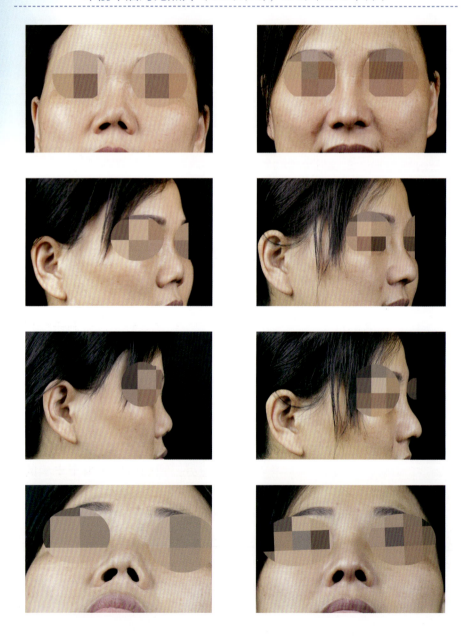

7 谭拯

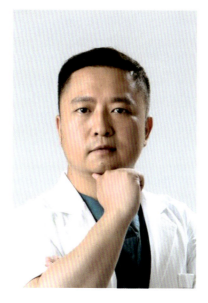

东方整形医生集团创始人、理事长。

从事鼻整形相关专题研究14年,其中肋软骨榫卯结构整体支架技术发明及研究发展至今3年余,鼻整形案例共计1500余例,其中肋软骨整体支架案例600余例。

1 自体肋软骨移植后会吸收吗?原因是什么

个人认为自体肋软骨吸收的概率微乎其微,在以往修复时取出的肋软骨几乎看不到吸收的情况。更多的鼻头回缩应该是由于支架的垮塌移位。

2 有何措施可预防或减少自体肋软骨移植后的吸收

整体支架的特殊搭建方法可以很好地预防垮塌和移位。

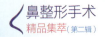

3 自体肋软骨雕刻技巧和注意点有哪些

先用15号刀片轻刻出雕刻痕迹和轨道，然后用10号刀片按轨道切割，再用11号刀片打磨至想要的标准形态。本人的整体支架的梭形剖面就是这样完成的。

4 第二次取肋软骨要注意什么

术前CT评估很重要。另外不建议原切口进入，因为增加了取肋软骨的操作风险，而且皮缘的严重拉扯会让瘢痕更加明显。采取对侧小切口精细缝合，让切口在半年后几乎无痕迹是更好的。修复手术如果用整体支架，那么原来的零散肋软骨无法使用，还必须切取足够的新的肋软骨。

5 挛缩鼻松解后软组织量往往不足，常用的解决方法是什么

皮瓣广泛剥离，充分松解；鼻翼软骨卷轴区充分松解，还不够则使鼻翼软骨脱套，再不够脱套后离断鼻翼软骨的尾侧端，衔接肋软骨皮质延长；鼻小柱区域皮肤不够时，可以结合V-Y推进。

6 取肋软骨的最佳年龄是几岁

18～50岁并结合CT检查示无严重钙化即可。30～40岁骨质软硬适中，最适合雕刻，且不易变形。

7 自体肋软骨与假体比较，感染率有无区别

因为长时间没有在鼻头部位使用材料，所以无法判断。不过结合多

年前用膨体、硅橡胶做鼻头支撑,感染率确实降低了,具体比率没有做统计。

8 块状软骨与颗粒软骨有何区别

块状软骨塑形肯定,颗粒软骨塑形易扩散移位;块状软骨放置需广泛剥离腔隙,颗粒软骨可适当缩小剥离范围;块状软骨吸收少,颗粒软骨吸收多。

9 挛缩鼻血运可能受影响,术中应注意什么

充分松解挛缩部位包括鼻部皮瓣、卷轴区;支架搭建不能顶到极致;鼻尖塑形的帽状移植物要宽阔平坦,并覆以软骨膜或筋膜增加缓冲。

10 二次修复最少间隔多长时间

前次手术为鼻孔内切口且中隔及鼻翼部分未剥离,皮瓣拉伸度良好,可在半年后修复;开放性切口且中隔和鼻翼部分剥离过,则要等到瘢痕完全软化、鼻头皮瓣拉伸度足够的情况下才可施行修复手术,往往以1年以上为宜。

手术名称：原移植物取出＋鼻头歪斜矫正＋宽鼻截骨矫正＋膨体隆鼻＋鼻尖抬高延长＋第7肋软骨切取术

术前术后对比照片（左为术前，右为术后4个月）

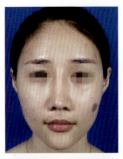
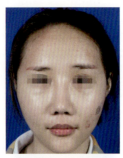
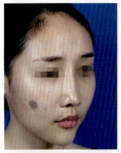
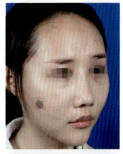
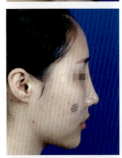
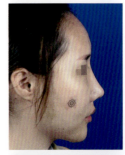
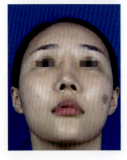
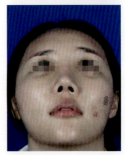

8 范飞（建议与共识）

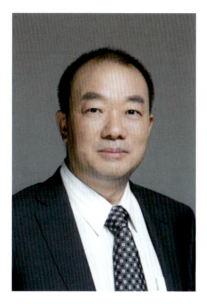

主任医师，国家二级教授，博士生导师。中国医学科学院整形外科医院鼻整形再造中心主任。

1 自体肋软骨移植后会吸收吗？原因是什么？百分比是什么

肋软骨的血供来自软骨膜的渗出液，软骨细胞由其滋养而成活，故肋软骨新移植到鼻部后，缺乏软骨膜，成活后会形成一层类似包膜样的组织包裹，由于没有原软骨膜滋养，所以软骨组织肯定存在吸收的现象，但吸收量很少，且受诸多因素的影响。文献统计软骨移植后，正常情况下吸收率在10%左右（不同文献报道不一）。据我们临床观察，移植5~8年后的外观基本不受吸收的影响，依然能保持当初移植时的效果。另外，钙化程度、感染、外伤以及术中雕刻技巧等因素对软骨的成活和吸收起到重要的作用，一般来讲，钙化、感染及外伤会不同程度地增加吸收率。

2 有何措施可预防或减少自体肋软骨移植后的吸收

（1）感染会导致软骨大量吸收，甚至手术失败，因此首先要预防感染。要自始至终遵守严格的无菌操作；术前、术中及术后预防性应用抗生素；术后按时换药、清理鼻腔分泌物，保持术区清洁，一旦有红肿现象，应早期干预，严防感染。

（2）术中雕刻尽量选取非钙化区域，避免对软骨组织的挤压、夹捏及暴力操作，避免损伤软骨细胞。

（3）皮肤张力适中，避免术后血肿、血清肿。

3 自体肋软骨雕刻技巧和注意点有哪些

（1）选取长而直的第6肋或第7肋，去除皮质，选取髓质雕刻。

（2）取出的软骨浸泡在生理盐水中并加庆大霉素（未成年人禁止使用，避免耳、肾毒性）。在雕刻过程中，雕刻一会儿浸泡一会儿，待其充分弯曲变形后再成形、植入。

（3）软骨植入物的锐性边缘可用骨锉打磨光滑，避免软组织覆盖后的轮廓及张力。

（4）对于皮质雕刻的鼻中隔撑开移植物等，可采取两片软骨按弯曲方向背靠背或面对面缝合固定，以对抗弯曲、偏斜。

（5）对于较厚的鼻中隔撑开移植物，可在软骨中间用针头穿刺一些细小的微孔，以利于组织液渗入，尽量减少中隔压力性坏死的可能性。

4 第二次取肋软骨要注意什么

术前通过CT三维重建评估软骨的位置、钙化程度等；尽量采用原切口入路，充分局麻，小心分离瘢痕，因局部解剖不清晰，容易造成瘢痕粘连，气胸发生的可能性较大。

5 挛缩鼻松解后软组织量往往不足，常用的解决方法是什么

挛缩鼻大多是由于多次手术造成瘢痕挛缩，鼻孔朝天；术中应彻底松解瘢痕组织，扩大游离鼻背的皮肤面积，动用周围皮肤组织；松解卷轴区黏膜、游离鼻翼软骨背腹侧，使黏膜侧组织有向下移动的余地。必要时可离断鼻翼软骨和侧鼻软骨之间的黏膜，充分松解，缺损部分植皮或移植耳郭皮肤软骨复合组织。

6 取肋软骨的最佳年龄是几岁

理论上讲，年龄越大，钙化程度越重，一般认为，18～40岁成年人的肋软骨都应没有严重钙化，是取肋软骨的最佳年龄。但我们临床上观察到有些十几岁、二十几岁的年轻人钙化严重，四五十岁的中年人也有钙化不严重的，经问诊大部分肋软骨提前钙化的患者都有平日过量饮用牛奶、酸奶或口服钙片的习惯，这个结论没有经过严谨的统计及理论支持，仅是我们临床中发现的现象。所以术前应常规进行三维CT检查以评估肋软骨情况。

7 自体肋软骨与假体比较，感染率有无区别

自体肋软骨的抗感染能力肯定要强于假体，不论是硅橡胶还是膨体。

8 块状软骨与颗粒软骨有何区别

块状软骨雕刻后形态稳固，既有填充作用，也有塑形支撑作用，颗

粒软骨仅能做深部（比如鼻基底）的填充，塑形作用差，且难以固定在预定的部位，有移位的风险；块状软骨有弯曲变形的可能，颗粒软骨没有；颗粒软骨的表面积被增大，故吸收率大于块状软骨。西方虽早有"土耳其软糖法"的报道，但其提供的鼻背高度有限，若过度填充会使鼻背宽大，且鼻尖、鼻小柱等部位需要稳固的支撑力，颗粒软骨难以满足。皮肤薄的人容易显露出或触摸到颗粒形状。

9 挛缩鼻血运可能受影响，术中应注意什么

挛缩鼻一般经历过数次鼻整形术，鼻部瘢痕形成，血运较差。首先尽量沿原切口入路，避免新切口造成血运障碍；分离层次在软骨表面，尽量保证皮瓣厚度；对于增生的部位，修剪要适可而止，不可一味追求效果修薄皮瓣而影响血运，出现术后颜色不佳或坏死；在充分松解的情况下，缝合张力要适中，张力不可过大，皮瓣颜色发白时即提示张力过大，在这种情况下对于挛缩鼻更要保守处理张力，术前要充分告知患者有可能会兼顾血运而放弃完美的长度及角度；术后拆线时间适当延长，若出现皮瓣血运问题，提早进行抗感染和换药处理。如果仍不能解决血运问题，可去除部分软骨，待完全愈合半年后，再次手术加高、加长。

10 二次修复最少间隔多长时间？可以早期修复吗

不建议早期修复，术后至少间隔3个月或半年以上。早期因局部组织水肿、缺氧，组织脆性大，不易缝合，不易生长；过了水肿期瘢痕开始增生，也同样不易愈合，故至少间隔3个月才可二次修复。

手术名称：自体肋综合鼻整形术

术前术后对比照片（左为术前，右为术后6个月）

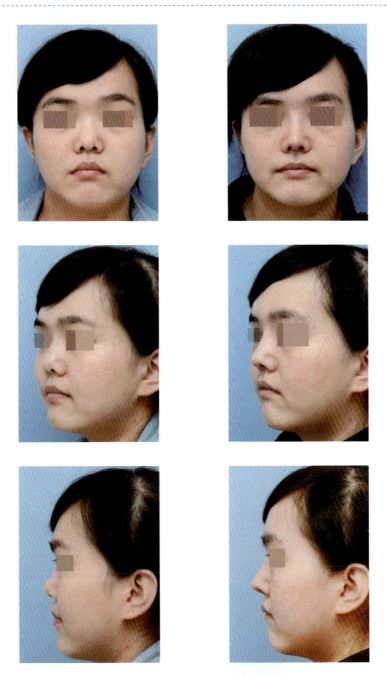

手术名称：自体肋综合鼻整形术

术前术后对比照片（左为术前，右为术后6个月）

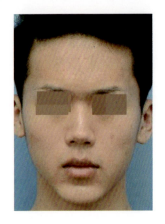
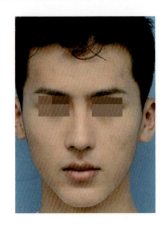
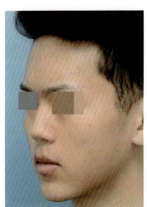
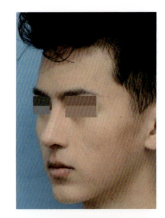
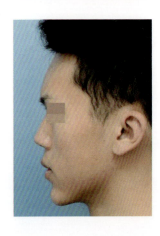
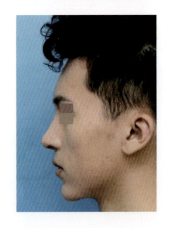

第二章

硅橡胶假体在鼻整形中的应用

1 郑君达

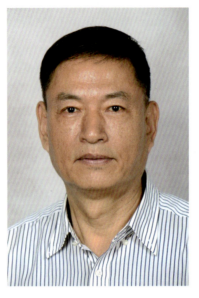

主任医师，教授，硕士生导师。温州医科大学附属第一医院整形外科主任。

中国整形美容协会鼻整形分会常委，中国整形美容协会干细胞研究与应用分会常委，浙江省整形美容行业协会副会长，浙江省医学会整形外科学分会副主任委员，浙江省温州市整形外科创始人，《中国美容整形外科杂志》编委。

1 硅橡胶假体隆鼻特别（专有）的适应证和禁忌证有哪些

硅橡胶假体隆鼻适用于外鼻皮肤较松厚，鼻尖、鼻小柱部发育较好的患者。短鼻、挛缩鼻、朝天鼻、鼻中隔发育不良者不宜单独使用硅橡胶假体。

2 硅橡胶假体与其他假体比较，有哪些优缺点

硅橡胶假体具有取材方便、易于雕刻、排斥感染率低等优点。但对外鼻皮肤薄且紧者，则会出现鼻背透光、发红、轮廓明显等情况。鼻尖

部如张力过大,则会形成"鼻尖挤出综合征",甚至鼻尖穿孔。本人从事鼻整形行业33年,完成硅橡胶鼻整形近万例,认为严格掌握适应证、把握鼻尖张力的度,是手术成败的关键。

3 硅橡胶假体隆鼻不适宜植入哪些部位

若用单纯硅橡胶假体植入来支撑鼻尖,如张力过大,时间一长,极易造成"鼻尖挤出综合征",甚至鼻尖穿孔。

4 硅橡胶假体在雕刻过程中特别要注意哪些方面

雕刻制作硅橡胶假体时,鼻尖部硅橡胶的高度和宽度,即"张力"最为关键,同时要注意鼻尖与鼻小柱过渡处的弧度,尽可能平均分散硅橡胶对鼻尖皮肤的张力,假体的最宽处应该是外鼻的中1/3处,即鼻骨与鼻中隔软骨相交部。假体的大小与植入腔隙的大小必须相符。假体过大,术后外鼻轮廓明显,反之假体位置难固定,容易造成移位、偏斜。假体腹侧面尽可能要平稳和谐过渡,假体边缘应由薄至厚,假体的腹部应该根据受术者外鼻的形状雕刻,尽可能保持两者相服帖。

5 硅橡胶假体如果联用软骨支架,如何进行操作

如采用鼻背用硅橡胶的"半肋"鼻整形,本人在两者连接处深面用5-0薇乔可吸收线缝合两点。因为3个月后缝线虽已吸收,但成形的外鼻已基本稳定固位了。

6 硅橡胶假体植入前的预处理措施有哪些

假体的宽度、高度、长度直接关系到外鼻的形状,其中宽度尤为重

要。假如觉得现有的鼻模不够宽，要预先准备好硅橡胶块，便于手术现场雕刻。外鼻皮肤偏薄且紧者，可先行玻尿酸注射隆鼻，以达到扩张外鼻皮肤的目的。

7 硅橡胶假体植入后近期及远期的并发症有哪些？如何预防及处理

硅橡胶假体隆鼻的近期并发症主要是感染、血肿和切口裂开，要注意无菌观念，低创操作。切口裂开大多由鼻尖处假体张力过大引起，可修改假体、减少张力后即刻再植入假体，大多可成功。远期并发症主要是鼻尖部皮肤变红、变白、变薄甚至穿孔，应早期发现，取出假体后，视情况改用其他材料。

8 如何预防和修复硅橡胶假体植入后轮廓感明显

硅橡胶假体植入后轮廓感明显，主要是由受术者外鼻皮肤紧且薄，以及手术腔隙过小引起。术前应严格掌握适应证。严重者建议取出假体，酌情换用其他材料。

9 因并发症取出硅橡胶假体后，二次手术的时机及手术材料应如何选择

因感染取出硅橡胶假体，不宜即刻行二次手术。应在半年后进行，材料可选用膨体或自体软骨。对于皮肤已穿孔者，取出假体1年后，宜选用自体软骨行二次手术。

10 硅橡胶假体鼻整形术后是否需要外固定或内固定？你的方法是什么

外鼻皮肤只有皮肤和皮下复合筋膜（包括骨膜）两层组织。如假体放置在皮下间隙，就会出现术后假体移动明显、偏斜、漂浮等现象。应放置在复合筋膜下，手术时应在鼻骨与鼻中隔软骨交界处锐性剪开复合筋膜，深层次向上分离。术后没有外固定的必要。假体两侧可剪三个小三角，以抵抗和减少地心引力使假体下垂对鼻尖处皮肤造成的损伤。

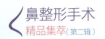

手术名称：硅橡胶假体隆鼻术

术前术后对比照片（左为术前，右为术后6个月）

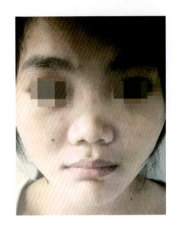 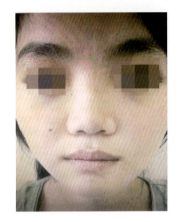

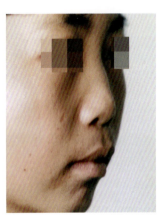 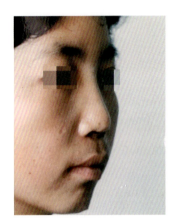

2 徐靖宏

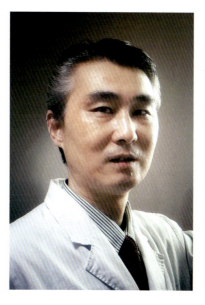

主任医师，博士生导师，上海第九人民医院整形外科博士。浙江大学医学院附属第一医院整形外科主任，浙江大学医学部整形外科学位点负责人，医疗美容主诊医师。

中国医师协会美容与整形医师分会委员，浙江省医学会整形外科学分会副主任委员。

从事整形美容行业27年。擅长乳房整形美容，精细面部五官整体整形，吸脂形体雕塑，躯干、手足、小腿整形，女性私密整形，面部轮廓综合整形，面部年轻化序列治疗，注射微整形及失败注射美容的救治，尤其擅长医疗美容整形的精细、自然、协调操作，并在整形美容并发症的处理及失败手术的修复上具有专长。

1 硅橡胶假体隆鼻特别（专有）的适应证和禁忌证有哪些

适应证为：①鞍鼻对其他隆鼻材料有疑虑者；②隆鼻术后二次修复；③不明注射材料取出术后修复。

禁忌证为：①对硅橡胶材料有疑虑者；②因硅橡胶假体排异取出后拟二次手术者；③局部或全身感染严重未恢复者。

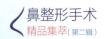

2 硅橡胶假体与其他假体比较有哪些优缺点

固体硅橡胶的优点是理化性能稳定，组织相容性好，组织排异率极低，无毒，不致癌，弹性好，易于雕刻塑形，易取出，适合二次修复手术；缺点是易移位活动，可透光，有外露风险。

3 硅橡胶假体隆鼻不适宜植入哪些部位

硅橡胶假体不宜植入鼻背组织较薄者，不宜使用硅橡胶作为鼻尖强力支撑。

4 硅橡胶假体在雕刻过程中特别要注意哪些方面

目前市场上供应的假体多已塑造成型，且规格诸多，但每一个隆鼻手术仍需要重新雕刻塑造假体，不能直接安放。对假体的雕刻塑形主要包括长短、宽窄、厚度、弧度、鼻梁鼻部角度、鼻尖球形曲度、假体上宽下窄等，使假体各部分对鼻部软组织无张力安放。假体雕刻应尽量位于假体腹侧面，保证背侧假体光滑，腹侧面尽量与骨面贴合，避免术后扪及凹凸不平。

5 硅橡胶假体如果联用软骨支架，如何进行操作

柳叶形假体可单独植入，与软骨支架不做固定。若使用L形假体，可在鼻尖转折表现点处与软骨支架固定缝合，常用帽式或盾牌式缝合固定软骨支架。若进行鼻中隔延长，需要支架植入，宜采用柳叶形假体，与帽状或盾牌状移植物做缝合半固定。

6 怎样进行少量的鼻尖抬高或延长

（1）使用L形硅橡胶假体，可在假体长短臂交界处做移植软骨固定，以抬高鼻尖，厚度可增加1～1.5mm。

（2）使用柳叶形硅橡胶假体，鼻尖帽状或盾牌状软骨移植增加厚度，厚度增加量可通过移植软骨层数调整，移植物与假体可不做缝合固定或仅做半固定。

（3）做鼻中隔延长者，鼻尖抬高或延长量取决于移植支架的长度和高度。

（4）鼻小柱皮肤使用V-Y切口，也可抬高1～2mm鼻尖。

7 硅橡胶假体植入前的预处理措施有哪些

进行适当的雕刻修饰，用无菌生理盐水清洗去除假体表面修剪的细小碎屑。

8 如何预防和修复硅橡胶假体植入后轮廓感明显

预防：术中剥离假体腔穴应紧贴骨面，剥离范围以略大于假体轮廓为宜。

修复方法：取出假体，重新分离腔穴后即刻或3个月后植入假体，对于鼻背部组织菲薄者可考虑使用肉色硅橡胶假体或膨体。

9 因并发症取出硅橡胶假体后，二次手术的时机及手术材料应如何选择

如为积液积血、轮廓感明显、透光等原因取出假体，可即刻进行手

术修复；如为感染、外露等原因取出假体，建议3个月后进行二次手术修复。

10 硅橡胶假体鼻整形术后是否需要外固定或内固定？你的方法是什么

可予以适当的外固定，一般使用弹力胶布固定3~4天（图2-1）。

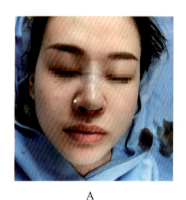
A

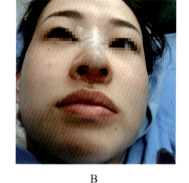
B

图2-1 术后固定照片

手术名称：硅橡胶假体植入隆鼻＋自体耳软骨移植鼻尖成形术

术前术后对比照片（左为术前，右为术后6个月）

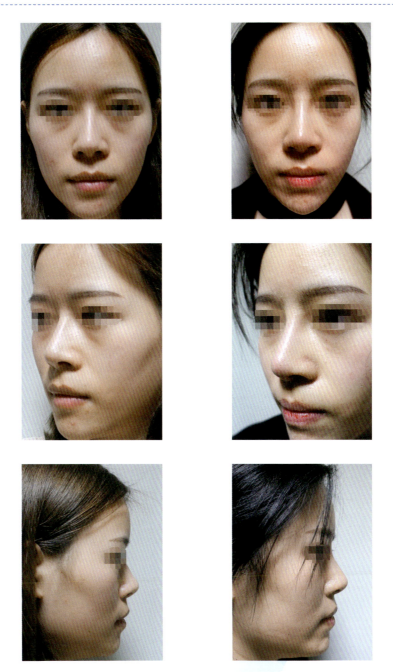

手术名称：硅橡胶假体植入隆鼻＋自体肋软骨移植鼻中隔延长鼻尖成形术

术前术后对比照片（左为术前，右为术后3个月）

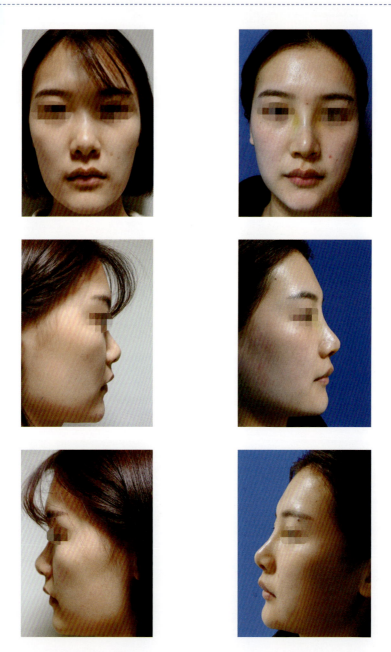

3 殷国前

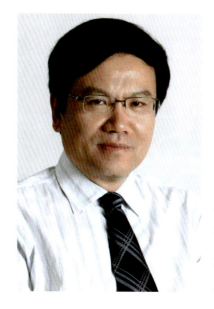

医学博士，主任医师，国家二级教授，博士生导师。广西医科大学第一附属医院整形美容外科主任，广西医疗美容质量控制中心主任。

中国整形美容协会血管瘤与脉管畸形整形分会副会长，中国医师协会美容与整形医师分会委员、乳房整形亚专业委员会常委，中国康复医学会修复重建外科专业委员会委员，广西整形美容行业协会副会长。

1　硅橡胶假体隆鼻特别（专有）的适应证和禁忌证有哪些

适应证为：各种原因引起鼻梁平坦凹陷的低鼻、鞍鼻、鼻尖低塌、鼻小柱短小的成年人。

禁忌证为：①正在发育阶段，未满18周岁；②精神状态不稳定或对填充材料有疑虑者；③局部或全身有感染（如有疖肿或毛囊炎、慢性鼻炎、鼻窦炎、鼻息肉等鼻腔疾病尚未治愈者）；④肤质较薄或皮肤粗糙、皮肤及鼻部皮脂腺丰富或有酒糟鼻；⑤过敏体质者。

2 硅橡胶假体与其他假体比较，有哪些优缺点

优点包括：①化学性能稳定，具有良好的生物惰性，刺激性小；②取材量不受限制；③具有良好的组织相容性；④出现并发症或隆鼻效果不佳时，取出方便，局部畸形变化小。

缺点包括：①材料的硬度偏硬；②可出现假体阴影现象；③硅橡胶无孔，组织不能长入，缺乏组织结合性（超体鼻模可长入组织）；④可出现假体漂浮、晃动、下坠、歪斜甚至撑破皮肤，假体外露、感染。

3 硅橡胶假体隆鼻不适宜植入哪些部位

硅橡胶假体不宜植入鼻背皮肤下、鼻翼。

4 硅橡胶假体在雕刻过程中特别要注意哪些方面

假体为硅橡胶材料注入模具成型，表面光滑，人工雕刻难于达到完全平整光滑，形态的雕刻在假体腹侧面即可，保持与假体一致的弧度，中央部不宜过深。

5 硅橡胶假体如果联用软骨支架，如何进行操作

应用软的可吸收线缝合固定，不宜使用硬的可吸收线（如PDS线）缝合固定，以免线顶穿皮肤。

6 硅橡胶假体植入前的预处理措施有哪些

注意术中无菌原则，无须预处理。

7 硅橡胶假体植入后近期及远期的并发症有哪些？如何处理

近期并发症有：①局部血肿积液、感染。处理：隧道剥离后局部压迫止血，术后纸胶布固定，冰敷2～3天；口服抗生素2天。②假体排异反应。处理：取出假体。

远期并发症有：①假体两侧出现凹陷或阴影。处理：局部自体脂肪注射。②鼻背肤色异常。处理：等待观察，外涂珍珠粉混悬液3个月。③穿孔。处理：手术取出假体。④假体移动、歪斜。处理：手术取出假体。

8 如何预防和修复硅橡胶假体植入后轮廓感明显

对于肤质较薄的患者，隧道剥离确定在鼻背筋膜下，植入假体不宜太高。修复方法为取出假体半年后再次手术。

9 因并发症取出硅橡胶假体后，二次手术的时机及手术材料应如何选择

因并发症取出硅橡胶假体后，二次手术的时机应在半年后，手术材料以选择自体肋软骨较好。

10 硅橡胶假体鼻整形术后是否需要外固定或内固定？你的方法是什么

一般采用胶布外固定。

4 郭宗科

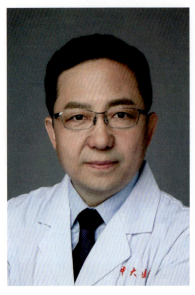

东南大学附属中大医院烧伤整形科副主任医师，副教授。

中国医师协会美容与整形医师分会委员、鼻整形亚专业委员会常委兼膨体多中心临床应用研究组副组长、眼整形亚专业委员会常委，中国整形美容协会鼻整形、眼整形、损伤救治康复、医美与艺术分会常委，中华医学会整形外科学分会鼻整形、微创美容专业学组委员，中华医学会医学美学与美容学分会美容外科学组委员。

从事整形美容外科临床、教学和科研工作20余年。擅长面部整形与美容，在鼻部综合整形、不良隆鼻修复、鼻面畸形的修复、眼部整形美容、面部老化综合治疗、微创注射美容及自体脂肪移植方面有较高的造诣。

1 硅橡胶假体隆鼻特别（专有）的适应证和禁忌证有哪些

适应证为：①鞍鼻对其他隆鼻材料有疑虑者；②隆鼻术后二次修复；③不明注射材料或者线雕材料取出后鼻修复；④膨体隆鼻术后有感

染发生的鼻修复；⑤心理健康的成年人。

禁忌证为：①对硅橡胶材料有疑虑者；②因硅橡胶假体排异取出后拟二次手术者；③局部或全身感染严重未恢复者；④未满18周岁的未成年人；⑤精神状态不稳定或对填充材料有疑虑者。

2 硅橡胶假体与其他假体比较，有哪些优缺点

优点是理化性能稳定，组织相容性好，组织排异率低，无毒，不致癌，弹性好，易于雕刻塑形，易取出，感染风险低，适合二次修复手术；缺点是容易形成包膜，易移位活动，可透光。

3 硅橡胶假体隆鼻不适宜植入哪些部位

硅橡胶假体不宜植入鼻背组织较薄者，不宜使用硅橡胶作为鼻尖强力支撑。

4 硅橡胶假体在雕刻过程中特别要注意哪些方面

对假体的雕刻塑形主要包括：假体的长短、宽窄、厚度、弧度，鼻梁鼻部角度，假体边缘与鼻背的衔接梯度，假体腹侧面与鼻骨和软骨的贴合度。

5 硅橡胶假体如果联用软骨支架，如何进行操作

假体在鼻尖转折表现点处与软骨支架用5-0圆针PDS线固定缝合，常用帽式或盾牌式缝合固定软骨支架。若进行鼻中隔延长，鼻尖软骨支架重塑需要支架植入，宜采用柳叶形假体，假体前端与软骨鼻穹隆顶用5-0圆针PDS线缝合一针，一般不与鼻尖软骨支架直接缝合。

6 硅橡胶假体植入前的预处理措施有哪些

用无菌生理盐水或者庆大霉素盐水冲洗去除假体表面修剪的细小碎屑。

7 硅橡胶假体植入后近期及远期的并发症有哪些？如何预防及处理

血肿及积液

原因：多发生于术后24小时内，表现为鼻背部迅速肿胀，有波动感，按之疼痛明显。多见于术中血管损伤、术中出血较多未按压止血、患者凝血功能欠佳、术后外伤碰撞等。

预防：术前完善血常规、凝血功能等相关检查，女性受术者避开月经期，口服阿司匹林等药物患者需停药1周以上。术中剥离腔隙时避免过于粗暴；若发现术中出血量偏多，应予以局部按压或冰敷，必要时辅以止血药物。术后嘱患者注意休息，避免局部外伤碰撞，避免剧烈运动。

处理方法：若出现血肿或积液，应及时清除血肿或积液，并予以加压包扎，必要时可考虑取出假体。

感染

原因：多见于手术器械消毒不严格，术中未严格执行无菌操作，受术者鼻炎发作期、伴有流涕或其他全身感染症状，血肿继发感染等。

预防：术前应仔细评估患者全身情况，避免感染期内手术。术中注意仔细严格执行无菌操作，避免医源性感染。术后若出现血肿或积液，应及时抽吸并加压包扎，以免出现继发感染。

处理方法：一旦出现感染，应及时取出假体，使用抗生素，必要时放置引流，待完全恢复后考虑再次植入假体。

鼻尖冲顶、穿孔及假体外露

原因：为假体隆鼻术后最为常见的并发症之一。多为张力性穿孔，常见原因有假体过长过大、L形假体短臂部分过高、假体雕刻不平整而有棱角、假体下滑等。多发生于鼻尖，也可见于鼻前庭、鼻小柱。穿孔部位受压，局部张力变大，皮下组织逐渐变薄，最终穿孔。术后穿孔形成的时间因张力不同而不同，一般为术后数月至2年。

预防：雕刻假体时需注意大小长短合适，L形假体短臂部分不宜过长，不能为抬高鼻尖而增加假体长度。另外，在剥离腔穴时应紧贴骨面，范围适当大于假体轮廓。术后即刻若发现鼻尖有冲顶现象，应及时手术修整假体，使得鼻端无张力。

处理方法：若出现穿孔、假体外露，需从手术切口取出假体，清洗伤口，3个月后可修整假体再次植入。需要注意的是，原则上不建议从穿孔部位直接取出假体，以避免穿孔进一步扩大。

歪斜或假体活动

原因：剥离腔隙时左右不对称或剥离范围过宽；术者经验不足，未能准确判断中线位置，而术前未标记中轴线；术后加压包扎两侧压力不等；术后患者不慎碰撞引起假体歪斜；假体雕刻失误，雕刻的假体歪斜；患者自身鼻梁歪斜，术前未发现，术后歪斜缺陷暴露明显。

处理方法：取出假体，重新分离腔穴后植入。

外形不良

外形不良是隆鼻手术后发生医疗纠纷最为常见的原因之一。隆鼻术后形态是否良好与个人审美观有一定关系，故术前医患双方应对隆鼻要求及预计效果达成一致。

常见的外形不良有：①通天鼻。亚洲人种的五官不适合过高的鼻梁，对于求美者一味要求的高鼻梁，施术者应"量体裁衣"，不能植入过高假体，使得术后鼻梁"通天"，鼻根部怪异畸形。②高度不足。多见于鼻背部塌陷明显的患者，术后仍呈鞍鼻，改善不明显。对于此类情况，施术者需在术前仔细评估需要植入假体的大小及长度，必要时可考虑将两个假体重叠一起，以保证鼻根部有足够的厚度。③阶梯感。因假体雕刻技术不良，假体轮廓与鼻背部轮廓不贴合引起。一旦发现，应取出假体，重新雕刻后植入。

假体轮廓影或透光

原因：剥离腔穴层次过浅，假体表面组织较少；剥离腔穴过窄，假体包膜挛缩；鼻背部组织菲薄者植入透明假体。

预防：术中剥离假体腔穴应紧贴骨面，剥离范围适宜，对于鼻背部组织菲薄者可考虑使用肉色硅橡胶假体或膨体。

处理方法：取出假体，重新分离腔穴后即刻或3个月后植入假体。

排斥反应

急性排斥反应：多发生于术后2周内，表现为术区肿胀，可涉及眼、额及面部其他部位，局部皮温升高，无明显疼痛，切口可有淡血性或透明样液体渗出。取出假体后症状可迅速改善。

慢性排斥反应：表现为术区反复红肿，可伴有流涕、头晕、发热等全身症状。取出假体后可自行好转。

8 如何预防和修复硅橡胶假体植入后轮廓感明显

预防：术中剥离假体腔穴应注意层次，紧贴骨面，剥离范围适度宽松，以略大于假体轮廓为宜。

修复方法：如果原有假体植入层次过浅，取出假体，重新骨膜下分离腔穴后即刻植入，或者取出假体3个月后再次植入。对于鼻背部组织菲薄者可考虑使用超体或膨体，或者鼻假体背侧以薄层筋膜组织覆盖，再次植入。

9 因并发症取出硅橡胶假体后，二次手术的时机及手术材料应如何选择

如为积液积血，即可手术修复，可保留原假体；如为轮廓感明显、透光等原因，可即刻手术修复，取出假体换膨体，或者鼻假体背侧以薄层筋膜组织覆盖，再次植入；如为感染、外露等原因取出假体，建议3个月后行二次手术修复，建议用硅橡胶或者自体肋软骨修复。

10 硅橡胶假体鼻整形术后是否需要外固定或内固定？你的方法是什么

可予以适当的外固定，一般使用弹力胶布固定3~5天，修复鼻建议戴鼻塑形板5~7天。必要时给予适宜的内固定1~2天，用油纱条或膨胀海绵填塞鼻腔。

手术名称：硅橡胶假体隆鼻＋耳软骨鼻尖成形术（外切口）

术前术后对比照片（左为术前，右为术后9个月）

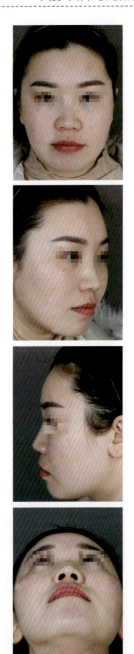
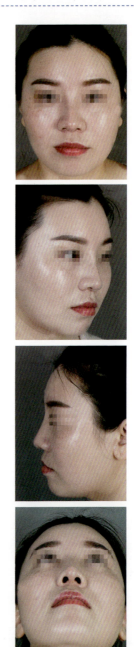

5 黄金龙

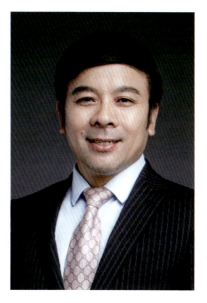

主任医师，教授，博士生导师，医学博士。南京中医药大学附属医院整形外科、医学美容外科中心主任，学科带头人。

中华医学会医学美学与美容学分会常委，中国医师协会美容与整形医师分会常委，中国中西医结合学会医学美容专业委员会副主任委员，中国面部整形与重建外科学会副主席，泛亚地区面部整形与重建外科学会常委，中国整形美容协会抗衰老、鼻整形、新科技与新材料分会副会长。

从事整形美容外科临床、教学及科研工作30年。

1 硅橡胶假体隆鼻特别（专有）的适应证和禁忌证有哪些

适应证为：①先天性鞍鼻，塌鼻；②满足一定条件的修复鼻；③满18周岁；④排斥其他假体者。

禁忌证为：①未满18周岁；②局部或全身有感染者；③精神疾病者或躯体变形障碍（BDD）患者；④过敏体质者。

2 硅橡胶假体与其他假体比较，有哪些优缺点

优点是：①化学性能稳定，具有良好的生物惰性，刺激性小，组织相容性良好；②雕刻方便，取出方便容易。

缺点是：①材料质地偏硬；②不适合应用于皮肤薄的患者，容易透光、显影；③术后时间一长，容易造成鼻背骨质萎缩凹陷。

3 硅橡胶假体隆鼻不适宜植入哪些部位

硅橡胶假体不宜植入鼻背皮肤下。

4 硅橡胶假体在雕刻过程中特别要注意哪些方面

（1）术前设计时选好硅橡胶假体型号，尽量选择假体宽度、厚度及弧度合适的假体，避免多雕刻，节省手术时间。

（2）如选择需要雕刻的假体，尽量雕刻腹侧，主要根据鼻背鼻骨弧度雕刻假体，以便保持鼻背弧度一致，增加鼻假体的稳定性。

（3）根据鼻骨宽度及鼻背弧度，硅橡胶假体背侧也可以适当雕刻，雕刻时注意假体平整及光滑度。

5 硅橡胶假体如果联用软骨支架，如何进行操作

（1）如果患者鼻部条件好（鼻长度、鼻尖高度都不需要改善），可以选择L形硅橡胶假体。这种方法既简单，又能达到增加鼻背高度及适当塑造鼻尖形态的效果。

（2）大部分患者需要做综合鼻整形术，鼻尖需要用鼻中隔、耳甲软骨或肋软骨塑形，硅橡胶假体植入鼻背。

（3）综合鼻整形与硅橡胶假体结合都是先进行鼻尖塑形，然后硅

橡胶假体雕刻塑形植入，用5-0丝线或5-0 PDS线固定在鼻翼软骨中间脚上。

6 硅橡胶假体植入前的预处理措施有哪些

假体雕刻完成后置于稀释碘伏中浸泡备用，植入前用生理盐水冲洗。

7 硅橡胶假体植入后近期及远期的并发症有哪些？如何预防及处理

近期并发症

（1）局部血肿积液、感染：术中注意微创操作，止血彻底。术后用夹板固定，冰敷2～3天；口服抗生素2天。术后如有积液应尽早排除，可以穿刺抽出积液，必要时冲洗鼻背腔隙，放置引流。

（2）假体排异反应：术前告知患者任何人都有对假体排异的可能性。注意鉴别是排异反应还是感染，如确属排异，则取出假体。

远期并发症

（1）鼻背假体透光：皮肤薄的患者建议不用硅橡胶假体；如果确实要用，术中用筋膜（人工或自体）叠加在硅橡胶假体背侧，以便增加鼻背皮肤厚度。

（2）假体两侧出现显影：术中雕刻假体时注意假体背侧坡度，必要时假体背侧及两侧叠加筋膜组织。如果术后发生，可以考虑局部自体脂肪注射。

（3）穿孔及鼻尖假体显影：鼻部条件不好者不要用L形假体；一旦假体穿孔，手术取出假体。

（4）假体移动、歪斜：术中注意假体雕刻及鼻背隧道分离不要太大，尤其是分离鼻根部时要注意。一旦发生假体移动、歪斜明显，手术取出假体，进行鼻修复术。

8 如何预防和修复硅橡胶假体植入后轮廓感明显

（1）选择合适的患者。鼻背皮肤太薄者尽量不用。

（2）鼻背剥离及假体植入确定在鼻背筋膜下，鼻背假体大小适中，避免鼻背皮肤张力大。修复方法为取出假体半年后再次手术，或鼻背加用筋膜修复。

9 因并发症取出硅橡胶假体后，二次手术的时机及手术材料应如何选择

因并发症取出硅橡胶假体后，二次手术的时机应在半年后，手术材料根据情况可以选用自体肋软骨或其他人工材料。

10 硅橡胶假体鼻整形术后是否需要外固定或内固定？你的方法是什么

尽量采用夹板外固定。

手术名称：超体隆鼻＋自体肋软骨鼻尖提高、延长，鼻基底填充术＋鼻头鼻翼缩小术

术前术后对比照片（左为术前，右为术后3个月）

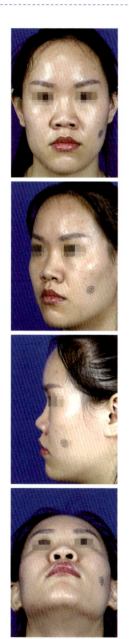
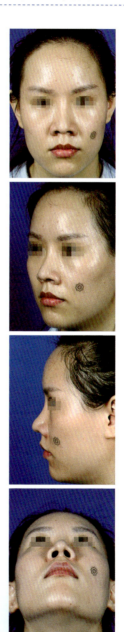

6 黎冻

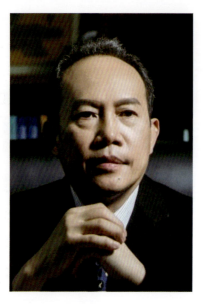

广西医科大学教授。爱思特医疗美容医院集团专家委员会主任、副总裁，广西医科大学附属爱思特整形外科医院院长。

广西医学会医学美学与美容学分会主任委员，广西医师协会美容与整形医师分会会长，中国面部整形与重建外科学会副主席，中国整形美容协会眼整形、鼻整形、面部年轻化、精准与数字医学、损伤救治康复、中西医结合分会副会长，中国整形美容协会微创与皮肤整形美容、新技术与新材料分会常委，中国医师协会美容与整形医师分会常委、微创抗衰老和鼻整形亚分会常委、西南工作委员会主任委员，中国中西医结合学会医学美容专业委员会候任主任委员、微整形分会主任委员、西南区主任委员，中华医学会医学美学与美容学分会委员，中华医学会整形外科学分会微创美容专业学组副组长，卫生部医管司整形外科内镜与微创专业委员会常委，广西中西医结合学会医学美容专业委员会名誉会长。

擅长鼻整体精巧整形术（尤其是蒜头鼻）、鼻中隔和耳郭软骨穹隆再造鼻延长术、面部轮廓美容术（下颌角肥大及高颧骨整形）、注射美容术、面部松弛微创提升术、微创美容术（隆乳术、乳房上提术、除皱术、隆颏术、眼袋整形术、腋臭整形术、妇科整形术等）、上睑下垂CFS整形术、失败美容术修复及激光美容治疗。

1 硅橡胶假体隆鼻特别（专有）的适应证和禁忌证有哪些

适应证：①为问题皮肤（如皮脂腺分泌旺盛者、痤疮好发者）；②前期不明注射物注射隆鼻者；③前期线雕隆鼻者；④前期隆鼻感染者。

禁忌证：无绝对禁忌证。顾忌术后透光、有明显轮廓感及鼻背皮肤菲薄者慎用。

2 硅橡胶假体与其他假体比较，有哪些优缺点

优点是抗感染能力强；缺点是有鼻背透光、假体明显轮廓感和术后远期晃动的可能。

3 硅橡胶假体在雕刻过程中特别要注意哪些方面

因为硅橡胶假体透光的可能性与鼻背皮肤菲薄和硅橡胶厚度有关，因此鼻背厚度要适当地控制。另外，假体腹侧面一定要适应移植基底的形态，包括高低起伏及宽窄，或者通过修整基底来适应假体腹侧面的贴合度，或者通过剪裁假体来适应腹侧面的贴合度，否则术后不可避免地会形成跷跷板样的晃动。

4 硅橡胶假体如果联用软骨支架，如何进行操作

与膨体固定相似，没有什么特殊。

5 硅橡胶假体植入前的预处理措施有哪些

强调严格无菌原则，其他无特殊。

6 硅橡胶假体植入后近期及远期的并发症有哪些？如何预防及处理

近期并发症与其他手术无异。

远期并发症有：①明显的轮廓感（可局部打孔如超体，减少纤维组织的包裹；局部腔隙不要太小；假体不能太大太厚）。②后期明显的晃动（可局部打孔如超体，让纤维组织长入以固定假体）。③明显的鼻背透光感（可局部打孔如超体，让纤维组织长入以增加其密度）。

处理：取出打孔或更换假体（超体或膨体），或行肋软骨移植。

7 因并发症取出硅橡胶假体后，二次手术的时机及手术材料应如何选择

硅橡胶假体植入的并发症主要是明显的轮廓感、后期明显的晃动、明显的鼻背透光感，处理方法主要是更换假体或行肋软骨移植。可同期进行，术中或完整剥离出包膜或重新形成腔隙即可。

8 硅橡胶假体鼻整形术后是否需要外固定或内固定？你的方法是什么

单纯隆鼻无须固定。鼻综合整形内、外固定与膨体隆鼻或肋软骨隆鼻类似，主要是为了预防死腔形成。

手术名称：硅橡胶假体隆鼻＋鼻翼软骨鼻尖成形术

术前术后对比照片（左为术前，右为术后1年）

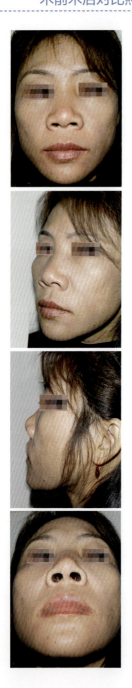
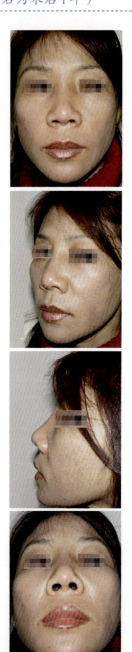

7 李 东（建议与共识）

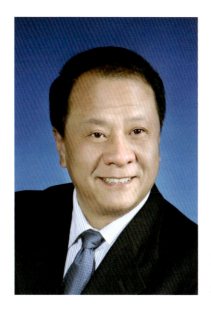

主任医师，教授，博士生导师。北京大学第三医院整形外科、医疗美容科主任。

1 硅橡胶假体隆鼻特别（专有）的适应证和禁忌证有哪些

适应证：①鼻部皮肤较厚，鼻尖、鼻小柱部面积体积较大者；②对其他隆鼻材料有疑虑者；③不明注射物或材料取出术后修复；④前期隆鼻感染者；⑤隆鼻厚度在5mm以下者。

禁忌证：①无专有绝对禁忌证。②相对禁忌证。顾忌术后透光者、有明显轮廓感及鼻背皮肤菲薄者慎用；不适合单独隆鼻尖或鼻根，不适合单独使用硅橡胶鼻尖延长超过5mm，不宜使用硅橡胶作为鼻尖强力支撑。

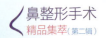

2 硅橡胶假体与其他假体比较，有哪些优缺点

优点是易于雕刻塑形，切口小，易植入、取出；缺点是有鼻背透光可能，术后远期假体轮廓感明显，术后易移动。

3 硅橡胶假体隆鼻不适宜植入哪些部位

硅橡胶假体不宜植入鼻背组织较薄者，不宜使用硅橡胶作为鼻尖强力支撑；不适合单独隆鼻尖或鼻根，不适合单独使用硅橡胶鼻尖延长超过5mm。

4 硅橡胶假体在雕刻过程中特别要注意哪些方面

特别要注意鼻背的长度、宽度、两侧梯度，鼻尖部的截面积和曲面，假体腹侧面与植入腔隙基底的嵌合度，假体的鼻尖鼻小柱角度和鼻根的倾角，防滑动结构。

5 硅橡胶假体如果联用软骨支架，如何进行操作

柳叶形假体可单独植入，与软骨支架不做固定。若使用L形假体，可在鼻尖转折表现点处与软骨支架固定缝合，常用帽式或盾牌式缝合固定软骨支架。若进行鼻中隔延长，需要支架植入，宜采用柳叶形假体，与帽状或盾牌状移植物做缝合半固定。

6 硅橡胶假体植入前的预处理措施有哪些

强调严格无菌原则，其他无特殊。

7 硅橡胶假体植入后近期及远期的并发症有哪些？如何预防及处理

近期并发症

与其他手术相同，无特殊。

远期并发症

（1）明显的轮廓感：注意适当的假体鼻背长度、宽度、两侧梯度，鼻尖部的截面积和曲面，假体腹侧面与植入腔隙基底的嵌合度，假体的鼻尖鼻小柱角度和鼻根的倾角，防滑动结构。

（2）后期明显的晃动：局部打孔如超体，让纤维组织长入，固定假体底边两侧倒刺。

（3）明显的鼻背透光感：选择折光假体或超体鼻假体。

8 因并发症取出硅橡胶假体后，二次手术的时机及手术材料应如何选择

（1）感染：假体取出3个月后可选用同种材料再次修复。

（2）假体晃动：假体取出3个月后可选用同种材料再次修复。

（3）皮肤菲薄：可选用膨体或其他材料包裹筋膜。

（4）偏斜：取出假体，可选用同种材料即刻修复。

（5）挛缩：假体取出6个月后可选用同种材料加软骨支撑再次修复。

9 硅橡胶假体鼻整形术后是否需要外固定或内固定？你的方法是什么

单纯隆鼻可选用胶布外固定，无须内固定。

手术名称：硅橡胶鼻模取出＋超体及自体耳软骨二次隆鼻＋鼻尖抬高延长术＋膨体鼻基底填充术

术前术后对比照片（左为术前，右为术后6个月）

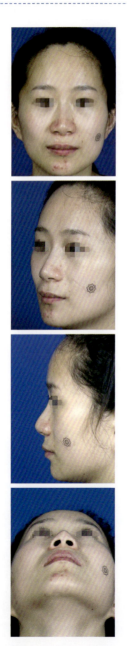
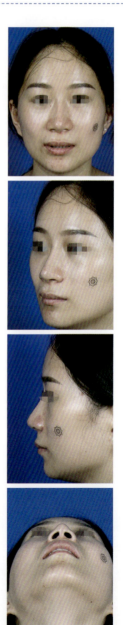

膨体（聚四氟乙烯）在鼻整形中的应用

1 师俊莉

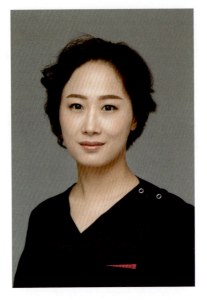

联合丽格第一医疗美容医院鼻整形首席专家、鼻整形中心主任。整形外科学硕士研究生，毕业于大连医科大学研究生院。

中国非公立医疗机构协会整形与美容专业委员会青年委员会副主任委员、鼻整形美容分委会委员，中华医学会整形外科学分会鼻整形专业学组委员，海峡两岸医药卫生交流协会整形美容专业委员会青年委员会常委。

擅长综合鼻整形术、鼻整形术后复杂病例修复手术、鼻再造、唇裂术后继发鼻唇畸形的修复等。

1 膨体材料植入的适应证和禁忌证

膨体适用于鼻背的加高。鼻部有感染灶是膨体使用的禁忌证；鼻背皮肤薄是膨体使用的相对禁忌证。

本人反对在鼻尖部位使用膨体，主张鼻尖"零"假体。

2 膨体材料的使用范围和使用型号

本人只在鼻背和鼻基底使用膨体，不在鼻小柱、鼻尖使用膨体，且对膨体的软硬度没有倾向性。

3 膨体材料与其他材料

膨体感染后不易控制，但相较于硅橡胶不容易形成纤维包膜。本人在鼻尖、鼻小柱只使用自体软骨，包括耳软骨、肋软骨和鼻中隔软骨，这些软骨可与鼻背膨体植入结合使用，但没有尝试过膨体与其他假体材料的结合使用。本人偶尔会在皮肤比较薄的时候，用人工真皮或者自体筋膜覆盖在膨体表面。

4 膨体材料的处理方法

尽可能减少膨体在空气中的暴露时间，减少与外界的接触，避免用力钳夹。用稀释碘伏通过负压抽吸处理膨体，然后用庆大霉素加地塞米松盐水冲洗膨体。

5 膨体植入体内的解剖位置

避免膨体接近鼻尖皮肤和鼻腔黏膜，主要是顾虑后期感染与膨体外露。将膨体植于鼻骨表面和鼻背软骨膜表面，在鼻骨表面分离骨膜，形成鼻骨下段骨膜"固定带"，固定膨体不晃动，软骨部位则置于软骨膜表面。

6　膨体植入体内后的性状变化

膨体在应力的作用下有可能变形，放置假体时有可能因边缘薄而卷曲，后期膨体会变硬，如果没有感染，周围可形成比较薄的纤维包膜，但不像硅橡胶那样光滑、明显和完整，其层次不清楚。周围组织可以长入膨体，形成一定程度的粘连，但组织长入的深度有限。如果出现感染，膨体周围可以形成肉芽。

7　膨体植入术的围手术期治疗

本人一般使用抗生素48~72小时，选择第二代头孢类抗生素；如果皮试过敏，改用克林霉素。通常放置负压引流，一般2天后拔出。用热塑夹板外固定1周。

8　膨体植入后的随访时间

本人要求患者术后1个月、3个月、6个月以及之后每年随访。

9　膨体植入术后的并发症

膨体植入术后有可能发生的并发症，包括出血、感染、皮肤破溃、伤口不愈合、假体外露、假体轮廓显现、假体偏斜、外形不满意等。本人手术遇到感染1例，外形不满意1例，但也处理过一批其他医师术后感染和外形不满意的病例。膨体植入最特殊的并发症是感染，包括术后早期伤口感染、术后远期鼻尖部位感染（疖肿、毛囊炎等）或者假体穿破皮肤黏膜导致假体周围感染。预后最差的并发症是感染。

10　术后并发症的处理与转归

伤口感染通常以取出假体而告终；如果出现感染，很难保住假体。其他并发症的处理同一般外科手术，假体外露时可以尝试削除部分假体后重新缝合伤口。

11　补充讨论

在人工材料中，本人使用膨体的比例远高于硅橡胶。皮肤太薄的患者通常不选择膨体。只将膨体用在鼻背，鼻尖不用任何假体。

在鼻骨下段表面剥离出一个骨膜腔隙，以便假体植入后保持牢固不晃动。

通常不重复使用膨体。

本人认为术后不需要刻意注意什么，没必要忌口，需要告知患者注意避免鼻背受伤。

手术名称：单侧耳软骨鼻尖结构移植＋鼻背膨体整形术

术前术后对比照片（左为术前，右为术后4个月）

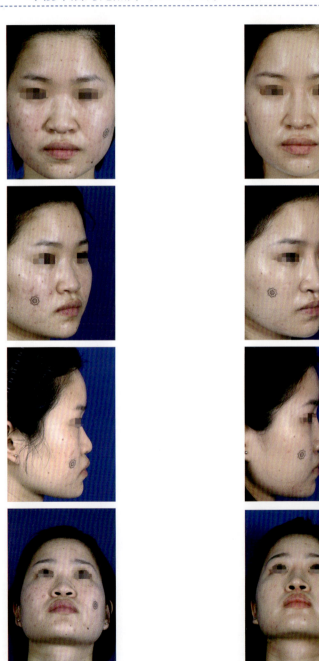

2 陈敏亮

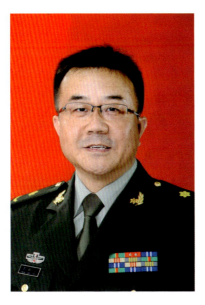

主任医师，教授，博士生导师，医学博士后。中国人民解放军总医院第四医学中心烧伤整形四科主任。

中国整形美容协会常务理事，中国整形美容协会损伤救治康复分会候任主任委员、抗衰老分会副会长、脂肪医学分会副会长，中华医学会整形外科学分会委员，中华医学会医学美学与美容学分会委员，中国医师协会美容与整形医师分会常委、瘢痕亚专业委员会主任委员。

擅长组织损伤或畸形的修复重建及美容外科，各类瘢痕、血管瘤、体表肿瘤的治疗，脂肪移植年轻化及注射美容，尤其是并发症的救治。

1 膨体材料植入的适应证和禁忌证

适应证为：①先天性和继发性鞍鼻及鼻畸形；②部分二次以上的鼻修复，尤其是软组织条件不够厚实者；③不适合取自体肋软骨的鼻修复手术。

禁忌证为：①注射隆鼻后注射材料取出术后不足半年；②因感染性

疾病导致鼻整形术失败者。

术前需注意：完善术前常规检查，强调术前2周停用阿司匹林、维生素E等影响凝血功能的药物，控制吸烟、饮酒等。重点强调以下专科筛除标准：筛除鼻局部痤疮发作期、毛囊炎等皮肤炎症者；筛除鼻窦炎急性期和过敏性鼻炎卡他症状明显者；筛除鼻前庭或鼻部周围黏膜有破溃者；筛除皮脂腺丰富或油性皮肤过重者。术前备皮不使用电动鼻毛修剪器，采用剪刀直视下剪除患者鼻毛，防止医源性黏膜损伤。

2　膨体材料的使用范围和使用型号

膨体有各式各样的雕刻方法，优点各不相同。按照形状的不同，大致可分为短柳叶形（适用于单纯鼻根部低平的患者）、长柳叶形（适用于鼻根及鼻背部低平的患者）和L形（适用于鼻根、鼻背及鼻尖部需要改善的患者）。

3　膨体材料与其他材料

（1）应用膨体进行隆鼻整形时，鼻尖局部采用自体耳软骨或者鼻中隔软骨替换膨体，不仅预防可能引起的感染，而且重塑了鼻尖形态，能取得更佳的美容效果。

（2）假体脱垂是鼻整形术后常见的并发症，固体硅橡胶由于无法与周围组织融合，鼻整形术后不仅存在生硬感，还可发生假体松弛、脱垂甚至从鼻尖露出的现象，而膨体的组织相容性可以有效降低假体脱垂的风险。

（3）实验考虑把聚四氟乙烯和Ⅰ型胶原联合制成的复合材料应用于隆鼻填充物。通过对比聚四氟乙烯和聚四氟乙烯联合Ⅰ型胶原作为隆鼻填充材料的细胞毒性、埋植后的炎性浸润及体内生物相容性，发现聚四氟乙烯联合Ⅰ型胶原作为隆鼻填充材料，在细胞毒性、埋植后的炎性浸润及生物相容性方面均优于单纯聚四氟乙烯材料。

4 膨体材料的处理方法

（1）膨体鼻背移植物处理：最大限度地减少膨体在空气中的暴露时间。根据需要，雕刻柳叶形膨体鼻背移植物，膨体大小应适宜，避免膨体植入后组织张力过大。将雕刻好的膨体置于20ml注射器中，用抗生素盐水反复正负压，将膨体浅层微孔内的空气置换成抗生素盐水。处理完毕后，将其置于含稀释碘伏液的20ml注射器中浸泡备用，注射器封闭处理。在将膨体植入患者鼻部之前，尽量不使其与外界接触。

（2）加强术前管控：严格按照专科筛除标准筛选患者，是预防膨体隆鼻术后感染的第一道防线，以避免手术禁忌证带来的严重不良后果。对于有手术相对禁忌证的患者，可择期手术或加强局部皮肤干预后再行手术。另外，笔者发现，使用电动鼻毛修剪器备皮偶有鼻黏膜损伤的情况发生。为此，笔者采用钝头剪刀在直视下剪除患者鼻毛，可避免医源性黏膜损伤进而增加术后感染的可能。护理人员对患者鼻腔分泌物的清理可能不够彻底，故术者应在术前认真彻底地清理、消毒鼻腔。

（3）鼻尖不再使用异体材料，采用柳叶形膨体鼻背移植物也是很多学者的共识。实践证明L形膨体移植物会增加术后近远期感染的发生率。柳叶形膨体移植物的尾侧终止于鼻翼软骨穹隆部的头侧端，不建议通过将膨体覆盖在鼻翼软骨穹隆部之上以增加鼻尖突出度。这样不但影响鼻尖表现点的形态，也会增加术后远期感染的发生率。

（4）首先，减少手套触及假体，尽量用无菌器械夹持假体，从而避免将手套上的碎屑带入疏松多孔的假体内；其次，用抗生素通过真空浸泡假体，笔者采用的是碘伏或者庆大霉素；再次，假体腔隙要剥离足够大，以免假体放置后卷曲；最后，假体只放置在鼻背，鼻尖塑形或其他部位的支撑均不用膨体材料，而用自身软骨塑形。

5 膨体植入体内的解剖位置

膨体植入均经鼻孔单侧内侧缘切口。调整鼻假体腔隙的大小、两侧边缘对称，膨体按实际需要雕刻成形，鼻尖发育不良者可在L形膨体鼻假体模型的成角处加以软骨片状帽，用于鼻尖成形。切口用6-0可吸收缝线严密缝合，使两侧鼻孔基本对称，术后冰袋外敷3~5小时，48小时内可间断冰敷。术后处理很重要，应高度重视。

6 膨体植入体内后的性状变化

（1）将膨体材料植入新西兰白兔的皮下及鼻背骨膜下观察发现：膨体具有非常好的生物组织相容性，且仅引起轻微的组织反应。膨体在软组织中随着时间的延长稳定性逐渐增加，并且与骨组织不发生任何黏合作用。膨体在软组织中3周，活动性大；6个月，稳定性已明显增加；12个月，已非常稳定。膨体的微孔结构在允许机体纤维组织长入的同时，也在限制其不断长入。当移植区域发生感染时可容易地将其完整取出，然而这一特点又会导致在经常活动的区域发生炎症反应时出现排异暴露。膨体分子结构稳定，临床应用已有40余年，具有良好的生物相容性，未见有致癌、致突变报道。

（2）在副反应方面，膨体材料最明显的是慢性感染，多于3~6个月后发生，原因在于早期开展手术的技术较不熟练，手术时间延长，增加了感染概率；放置假体接近鼻尖部的毛囊处，术后毛囊易形成细菌感染并扩散；接受二次手术者手术切口血运差，一期愈合差。

7 膨体植入术的围手术期治疗

术后使用抗生素3天，24小时拔除引流管，48小时拔除鼻腔内填塞的碘仿纱条。若引流液较多，可延迟至48小时拔除引流管。拔除碘仿纱条后应注意清除鼻腔分泌物与鼻腔消毒，并涂抹百多邦。拆线前视情况换药2~3次，术后7天拆除鼻部皮肤缝合线，鼻黏膜缝合线可自动脱落。拆线后对患者进行宣教，嘱其术后注意生活护理，防止感冒、避免挖鼻孔、挤压粉刺；一旦出现鼻部皮肤发红或鼻部卡他症状，应及时就诊。

8 补充讨论

早在20世纪60年代，膨体由W. L. Gore公司开发研制成功，并在1969年将彭体用于人造血管，临床取得很大的成功，获得了美国食品和药物管理局（FDA）许可，而后膨体又广泛应用在心血管手术、胸腹壁重建、韧带修复、疝气修补等诸多领域。在80年代初期，部分发达国家又将膨体用于美容整形手术。国内自1995年也开始将其用于美容整形手术。

膨体在手术过程中的使用注意点：腔隙、固定、再使用

在进行膨体假体植入的临床工作中应注意以下几点：①避免局部血运不佳或感染的部位（如瘢痕）成为植入区；②手术切口部位与假体植入区应保持一定距离；③假体植入不宜过浅，以深筋膜或骨膜下为佳；④剥离的放置腔穴应足够大；⑤术中止血应充分，必要时放置引流；⑥手术应严格进行无菌操作，并避免滑石粉、消毒液、棉纤维等异物进入腔穴；⑦避免压迫材料，使微孔结构改变而影响组织长入；⑧假体植入腔穴时应避免材料边缘卷曲，而影响术后效果；⑨手术的操作时间不宜过长，以免增加感染风险。

膨体材料隆鼻后鼻尖活动度与硬度的处理

假体的腹侧面，我们需要确保假体与鼻梁骨面之间有最大的贴合度。如果假体的腹侧面雕刻得不服帖，假体与鼻部骨性面之间有空隙，导致假体在鼻部表面如同桥梁或者跷跷板，这会使得假体表面的皮肤的压力增加。这种压力的增加会导致并发症的发生率增高。假体的宽度如果太宽，鼻子就会出现鼻背宽大臃肿的现象，假体的轮廓会在体表非常清晰地显示；如果其过窄，鼻梁会出现狭窄尖耸的外观，并且可触到"台阶"。对于长臂段和短臂段假体的交界处，即鼻尖部分3~5mm的宽度通常是合适的。

鼻尖圆钝修复的目的在于使鼻翼沟明显、鼻尖凸显。鼻尖圆钝修复，目前统一的观点均强调：切除部分过宽的鼻翼软骨外侧脚，收拢缝合两侧鼻翼软骨穹隆部，修薄过厚的皮下组织。根据我院的经验：鼻尖在SMAS浅层平面分离后，注意妥善保护真皮下血管网，在软骨膜层上将筋膜分离后去除，可有效降低鼻尖的厚度，而无损于鼻尖的血运。术后在鼻翼沟两侧行夹板贯穿缝合固定3~7天，可使鼻翼软骨膜和皮肤有效形成纤维组织粘连，使鼻翼沟显现，确保鼻头缩窄的手术效果。综合鼻整形术涉及多个要素，只有在术前、术中、术后注重每一个细节，精确无误地进行操作，才能达到最佳的效果，造福求美者。

鼻小柱的支撑

在手术中选择双侧鼻翼缘切口及鼻小柱正中蝶形切口，将鼻翼软骨充分松解，水平褥式拉拢缝合鼻翼软骨穹隆，缩窄钝圆、扁平的鼻尖，加固鼻小柱形成基础高度，增加鼻尖的高度空间，对鼻尖位点进行重塑，再在此空间内植入膨体，具有延长鼻小柱的效果。在鼻翼软骨内侧脚间嵌入合适的短臂，起到稳定作用。将修整好的鼻模短臂插入鼻小柱腔隙中，将鼻小柱固定在鼻小柱软骨上，将膨体鼻翼两侧固定在鼻翼软骨上，能够有效防止鼻小柱短臂出现偏斜、外移的情况，避免膨体挤压鼻端皮肤、移位。通过鼻小柱的V-Y皮瓣推进，能够减小局部张力，延长鼻小柱皮肤。经过上述处理后，能够显著减小鼻尖部受到的假体压力，缓解鼻尖颜色改变、透亮、变薄等并发症，同时附近组织逐渐向膨体中生长，鼻尖部皮肤受到的压力会彻底消失，皮肤状况得以逐渐恢复。

手术后1年内求美者的保养

忌辛辣刺激性食物，尤其是辣的食物要特别控制，保持健康的身体素质，避免熬夜、过度消耗体力等导致身体抵抗力下降的行为。

手术名称：膨体隆鼻＋耳软骨鼻尖成形术

术前术后对比照片（左为术前，右为术后6个月）

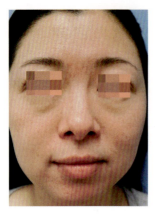
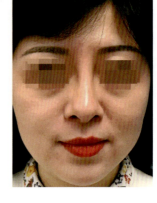
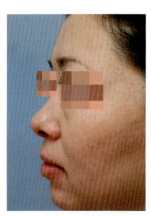
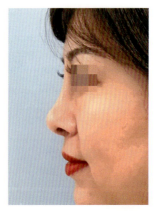
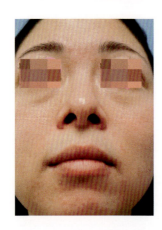
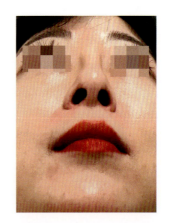

3 胡凯

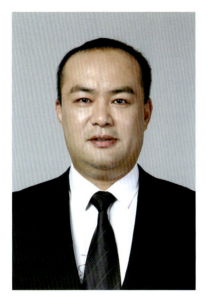

南宁华美医疗美容医院院长，中国桂之美集团鼻整形技术总监。

中国问道鼻整形（ATR）社团成员，中国中西医结合学会医学美容专业委员会鼻整形分会常委。

从事整形美容外科20年，专职鼻整形10余年，擅长各类鼻整形美容、鼻整形失败修复、先天性及外伤性鼻畸形整复等。

1 膨体材料植入的适应证和禁忌证

适应证为：①主观上要求膨体隆鼻美容的求美者；②鼻梁低平者；③鼻基底凹陷者；④隆鼻失败者。

禁忌证为：①过敏体质者；②精神状态不稳定者；③多次、大量鼻部注射不明物，有潜在感染倾向者；④局部有感染者；⑤鼻部严重毛孔粗大、皮脂腺丰富者；⑥未成年人，由于身体还处于发育阶段。

2　膨体材料的使用范围和使用型号

鼻背、鼻基底可以安全使用，其他位置不建议使用。

加强型膨体：用于鼻背皮肤较薄者，更容易显形，轮廓感明显；用于腔隙较大的修复者，不易贴附，易晃动。有人也用于鼻小柱作支撑，但本人不赞同：第一，感染概率明显增加；第二，早期支撑有一定效果，但基本上都不能持久稳定，大部分半年后变形、下坠、塌陷。

软膨体：相对加强型膨体更不易显形，和组织贴附更加稳定，但远期压缩比相对大一些。

3　膨体材料与其他材料

（1）膨体隆鼻相对于硅橡胶假体隆鼻，发生感染的概率大。膨体材料外表特有的微孔构造，能让人体本身的毛细血管长入，但是长入的毛细血管也使膨体成为最好的培养基，细菌一旦进入，很容易使细菌大量地繁殖，且不易控制，故膨体隆鼻有一定的风险，不会联合注射类材料如玻尿酸等植入。

（2）联合植入时多选择自体组织，如筋膜、软骨。

4　膨体材料的处理方法

膨体需经快速精准雕刻。选择质量较好的一次性刀片，可有效缩短膨体在空气中暴露的时间，并且减少对膨体的揉搓挤压。雕刻好的膨体放入装有8ml庆大霉素的20ml注射器内进行负压抽吸，直至假体表面没有气泡出现为止。

5 膨体植入体内的解剖位置

鼻背只放置于软骨表面及鼻骨骨膜下，鼻尖、鼻小柱不建议使用。特别提示：在鼻延长时经分离的卷轴区被拉伸后变得特别薄，建议此处不直接接触膨体，或者此处膨体用一些自体组织如软骨、骨膜、筋膜等隔离。

6 膨体植入体内后的性状变化

膨体在皮肤张力下一般会出现一定的压缩，导致鼻背高度一定程度地变低。周围也可形成菲薄的纤维包膜，但不会同硅橡胶假体一样有完整、光滑、层次清晰的包膜。膨体特有的微孔导致血管上皮细胞侵入生长，一般在半年左右相对稳定，侵入深度非常有限。

7 膨体植入术的围手术期治疗

鼻骨截骨时使用铝塑板外固定，一般情况以热塑板外固定5～7天为宜。常规放置负压引流24～48小时，使用克林霉素或头孢类抗生素3～4天。

8 膨体植入后的随访时间

一般随访时间为术后15天、30天、90天，以后每年随访。早期随访的目的是观察假体是否稳定、偏曲。如有偏曲，一般在1个月内通过外力手法直接矫正。远期随访是观察假体在体内的长期稳定性。

9 膨体植入术后的并发症

近期并发症：局部血肿、感染、伤口不愈合。

远期并发症：鼻背肤色异常，膨体两侧出现凹陷或阴影，膨体晃动、歪斜、穿孔、感染。

预后最差的就是感染。

10 术后并发症的处理与转归

近期并发症一般同外科处理原则。如出现假体歪斜、晃动、形态不佳，可以手术重新植入固定。如果发生感染，一般以尽早取出为原则。

11 补充讨论

本人在异体材料鼻整形中几乎都是使用膨体，仅限于鼻背和鼻翼基底使用。对皮肤过薄、毛孔粗大者在使用膨体时，一般取自体筋膜组织包裹假体。术后3个月一般嘱咐患者忌辛辣、酒等刺激性食物。总之，掌握好膨体的禁忌证和得当的使用方法，膨体的感染率还是非常低的。

手术名称：膨体隆鼻＋肋软骨鼻尖抬高、延长＋鼻翼基底填充术＋宽鼻截骨内推＋鼻头缩小术

术前术后对比照片（左为术前，右为术后5个月）

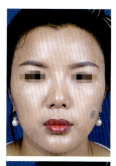
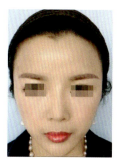
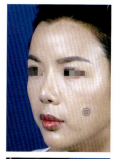
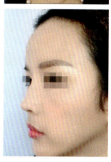
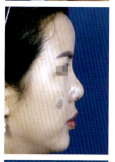
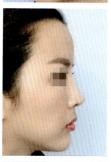
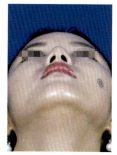
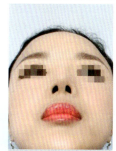

4 黄金龙

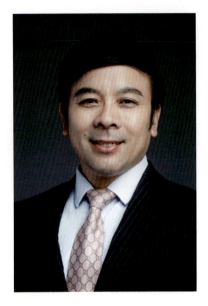

主任医师,教授,博士生导师,医学博士。南京中医药大学附属医院整形外科、医学美容外科中心主任,学科带头人。

1　膨体材料植入的适应证和禁忌证

适应证为:①先天性鞍鼻、塌鼻;②满足一定条件的修复鼻;③年满18周岁;④排斥其他假体者;⑤身心健康、理性的求美者(皮肤条件好,无粉刺等皮肤疾病)。

禁忌证为:①未满18周岁;②局部或全身有感染者;③精神疾病患者或BDD患者;④过敏体质者;⑤前期不明注射物注射隆鼻者。

2　膨体材料的使用范围

(1)通常膨体只用作鼻背移植物。鼻尖在特定条件好的时候,如不需要延长鼻尖、鼻尖皮肤有一定厚度等,可以用膨体垫鼻尖。

（2）侧鼻及鼻小柱不建议使用。

（3）膨体是垫鼻基底很好的材料，容易雕刻，也有成型的鼻基底膨体。

（4）膨体对额鼻角小的案例也有其优势，可以比硅橡胶及肋软骨衔接过渡更好。

3 膨体材料与硅橡胶材料的比较

生物相容性

膨体：理化性质极其稳定，是生物相容性最为理想的人造材料。

硅橡胶：理化性质相对稳定，生物相容性可接受。

组织愈合

膨体：细胞长入。有效预防假体移位、透光、皮肤变色、鼻尖压强过大，无压迫性骨吸收。

硅橡胶：纤维包裹。长期植入可导致假体移位、透光、皮肤变色、鼻尖压强过大，有明显的压迫性骨吸收。

成型

膨体：成型相对困难，现有的膨体有多种成型假体可供选择。

硅橡胶：成型容易，型号多样。

取出

膨体：取出相对困难，需要做钝性环形剥离。

硅橡胶：取出容易。

长期效果

膨体：逼真自然，长期并发症＜2%。

硅橡胶：有手术痕迹，长期并发症＞15%。

4 膨体材料的处理方法

（1）假体雕刻：缩短雕刻时间（选用成型产品）。

（2）假体消毒：将雕刻好的假体放置在装有抗生素的针筒中备用，尽量缩短假体在空气中暴露的时间。

（3）膨体雕刻时尽量用软骨镊夹持，不用或少用有齿镊，避免假体变形。

5 膨体植入体内的解剖位置和毗邻组织

（1）鼻背植入膨体，应该在鼻背筋膜下、鼻骨上。

（2）鼻尖如用膨体，应尽量放置在鼻翼软骨中间脚之间，膨体表面也要用软骨或筋膜覆盖。

（3）鼻头毛囊及皮脂腺发达的患者尽量不用膨体。

6 膨体植入体内后的性状变化

膨体又叫聚四氟乙烯，理化性质极其稳定，生物相容性理想，耐高温、耐低温，绝缘性能好，具有疏水性和不黏性，拉伸后可以产生微孔结构。医用膨体材料孔径平均为25μm，允许自身组织细胞向内生长。

软组织虽能包裹膨体材料，但取出还是比较容易。膨体植入后2天可见自身细胞开始向内生长，时间越长，长入的细胞越多，细胞长入为表面的有限长入（不会有供血组织和神经组织长入，因此完全可以取出）。

7 膨体植入术的围手术期治疗

膨体植入术后常规应用抗生素（第三代头孢及甲硝唑）5天。初鼻案例一般不放置引流；修复鼻或用肋软骨做鼻尖案例，以留置针作鼻小柱区域引流2～3天。常规用热塑板外固定5天。

8 膨体植入后的随访时间

（1）本人膨体案例最长随访10年。

（2）鼻手术患者不管何种假体，最好都随访1年左右。

（3）膨体鼻整形患者出现感染、变形及缩小等均有可能，与手术各环节都有关系。为减少并发症的发生，应做到：①选择身心健康、理性的求美者，皮肤条件好，无粉刺等皮肤疾病；②根据术前沟通，选择理想的手术方案；③建议缺乏经验的医生一开始使用开放性切口；④术前刷手，冲洗无菌手套上的滑石粉；⑤手术部位进行严格的消毒；⑥缩短假体雕刻时间（选用成型产品），将雕刻好的假体放置在装有抗生素的针筒中备用；⑦足够的组织松解以避免持续张力的存在，假体植入腔隙要明显大于硅橡胶假体，植入过程轻柔、放置平稳；⑧术后固定是保证手术效果的有效手段。

9 膨体植入术后的并发症

（1）迟发性感染：手术顺利，愈合良好，一般在术后3个月～3年出现。一般是由于局部张力过大引起。膨体材料为填充材料，宜植入不动的区域，越深越安全。

预防措施包括：①开放性手术切口（初期使用者强烈建议）；②假体植入腔隙要明显大于假体本身（膨体材料不同于硅橡胶，是放进去的，不是塞进去的）；③避免局部张力过大（如果要做鼻尖延长，需要进行足够的周围组织松解）；④谨慎评估抬高的鼻尖；⑤案例的选择和卫生习惯颇为重要。

（2）体积缩小：①柔软型材料。因受外力挤压，容易导致体积缩小（膨体材料80%为空气），故应尽量避免用柔软型材料做隆鼻手术。②加强型材料。因经过加强型处理，不易导致体积缩小。

10 术后并发症的诊断与处理

一旦出现膨体隆鼻术后伤口有分泌物、鼻部发红，说明有感染可能。膨体一旦感染，强烈建议尽快取出膨体。

手术名称：右耳软骨＋鼻中隔软骨鼻尖塑形＋方块膨体隆鼻，鼻基底填充术

术前术后对比照片（左为术前，右为术后3个月）

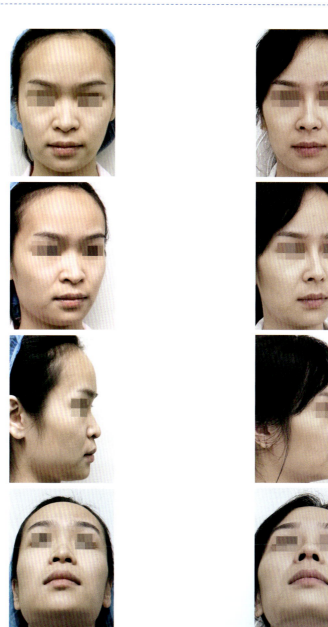

5 蹇洪

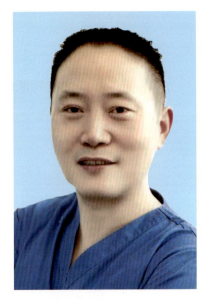

主任医师,教授。原杭州整形医院。

中华医学会整形外科学分会颅颌面外科专业学组委员,浙江省医学会整形外科学分会青年委员会副主任委员,浙江省医疗事故鉴定专家库成员。

从事整形美容外科临床工作近20年,擅长微创改脸、精细鼻整形、微创除皱、颅颌面畸形矫正等。

1 膨体材料植入的适应证和禁忌证

适应证为:①包膜挛缩鼻畸形的修复;②鼻背筋膜薄弱时,假体易移动,膨体能与鼻骨及周围组织粘连,减少假体移动;③硅橡胶的包膜伴有钙化需要修复时;④硅橡胶有异物反应时;⑤使用硅橡胶而继发迟发的自发性血肿时;⑥求美者自愿要求使用膨体时。

禁忌证为:①鼻部有感染灶;②鼻部易发"青春痘"者;③重度鞍鼻,鼻背部需要植入较高的假体,也不建议使用膨体材料。

相对禁忌证为鼻尖整形。

2 膨体材料的使用型号和使用范围

膨体根据质地的不同，可分为普通型和加强型。普通型质地柔软，优点是外观平滑、自然；缺点是易变形、弯曲。加强型质地硬，不变形，能对抗组织挛缩，能够精准地塑造外鼻形态。一般建议选用加强型膨体。

膨体材料适用于鼻背，不适合用于鼻尖。

3 膨体材料与其他材料

膨体材料可以和自身组织联合使用，鼻尖部均采用自身软骨组织整形，鼻背部植入膨体；当鼻背皮肤比较薄时，可以采用自身筋膜覆盖在膨体表面。

4 膨体材料的处理方法

为了预防感染，应严格执行无菌操作，冲洗手套滑石粉，用抗生素或聚维酮碘溶液冲洗膨体。利用负压使抗生素溶液强行渗入气孔内部。

膨体植入时，如使用镊子或膨体钳，会由于膨体被压缩屈曲变形而出现死腔，增加感染的可能，所以使用器械推入时，动作应轻柔。

5 膨体植入体内的解剖位置

膨体的植入层次为骨膜表面与鼻背筋膜之间。鼻尖部尽量不要使用膨体，因为膨体在鼻尖软三角区易与毛囊接触而发生感染。

需要注意的是：有些患者鼻背筋膜薄弱，推动膨体时仍可晃动，但不会移位。

6 膨体植入体内后的性状变化

膨体假体植入1周后,周围组织就开始长入膨体内部。电子显微镜观察发现,膨体植入人体后2个月,可见结缔组织向气孔内生长。随着时间推移,组织生长增多,1年后观察可见新生血管形成。

7 膨体植入术的围手术期治疗

膨体植入术后一般使用抗生素3天,放置负压引流2天。用防过敏胶布外固定1周。

8 膨体植入后的随访时间

术后1个月、3个月、6个月、12个月随访,但最关键的时期是术后7～14天。此时鼻部肿胀消退,假体位置尚可移动,必须认真观察假体位置是否端正;如果发生歪斜,可以将假体推动至端正位置,并用热塑板外固定1周,保持假体位置端正。如果时间过长,发现假体歪斜,必须手术矫正。

9 膨体植入术后的并发症

膨体植入术后的并发症包括:①瘢痕挛缩畸形;②迟发的自发性血肿,一般是植入假体数月或数年后突然出现无明显原因的鼻部肿胀、淤青;③皮肤变色,鼻背部皮肤变红是最常见的,一般是由于皮肤压力张力及皮肤变薄所致;④假体显现或皮肤变薄;⑤假体外露,一般出现在L形假体;⑥假体移动或歪斜;⑦感染;⑧异物反应;⑨呈现术后外观。

10　术后并发症的处理与转归

膨体最常见的并发症是感染,一旦出现,必须取出假体,才能控制感染。试图通过换药保留假体,很难控制感染,反而会增加患者的痛苦。

手术名称：膨体隆鼻＋鼻中隔软骨切取＋鼻尖延长、抬高＋鼻小柱整复＋鼻尖表现点重建术

术前术后对比照片（左为术前，右为术后1年）

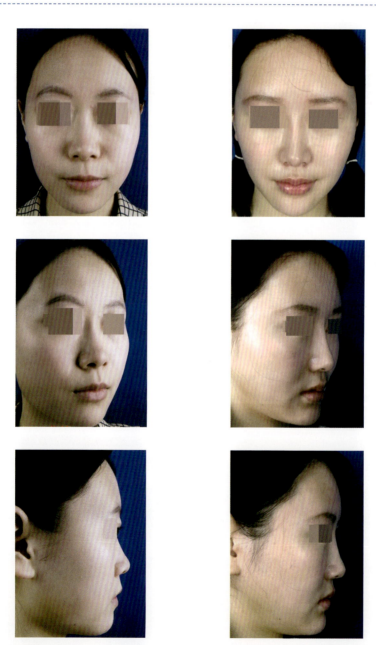

手术名称：膨体隆鼻＋鼻中隔软骨切取＋鼻尖延长、抬高＋鼻小柱整复＋鼻尖表现点重建术

术前术后对比照片（左为术前，右为术后6个月）

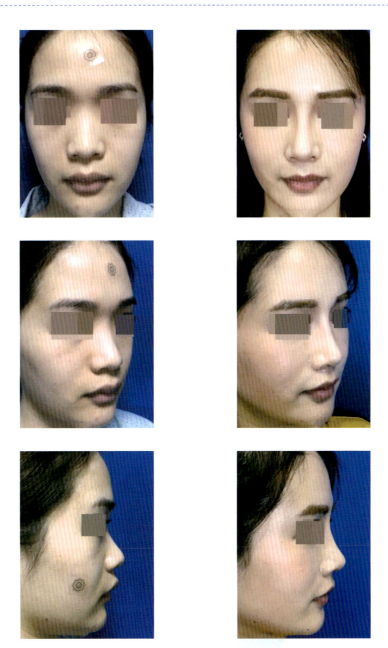

6 韦 敏（建议与共识）

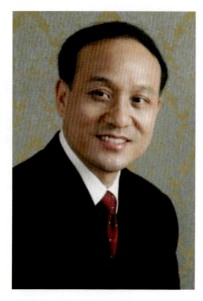

主任医师，教授。上海交通大学医学院附属第九人民医院整复外科颅颌面外科主任。

膨体，学名聚四氟乙烯，是一种高分子材料，于1969年获得FDA许可后广泛应用在心血管手术、胸腹壁重建、韧带修复、疝气修补等诸多领域。在20世纪80年代初期，部分发达国家将膨体用于美容整形手术。国内自1995年也开始将其用于美容整形手术。膨体材料理化性能稳定、无毒、耐高温和低温（$-200\sim250\ ℃$）、耐化学腐蚀；内部为$10\sim30\mu m$的超微多孔结构，与周围组织相容性好，体内不吸收，不易变形，无致癌及过敏反应原性；不易滋生各种微生物，亦可方便地塑形；能够与移植床结合并且可以制动，不会引发慢性炎症；拥有足够的硬度支撑组织，亦有足够的韧性以获得自然且逼真的效果；在体内对X线具有可透性，并且对热及电的传导性低；发生问题时可以方便地取出，是隆鼻手术较为理想的假体材料。

1　膨体材料植入的适应证和禁忌证

适应证

（1）具有主观性美容需求、自愿要求应用膨体的年满18周岁且身心健康的求美者。

（2）具有先天性外鼻缺陷如短鼻、鞍鼻、鼻梁低平、鼻基底凹陷及术中发现患者骨膜薄弱，无软组织及硬组织缺损的求美者。

（3）既往有隆鼻史，现出现鼻假体包膜挛缩畸形、硅橡胶假体术后包膜伴钙化、硅橡胶假体产生异物反应、硅橡胶假体术后继发的自发性血肿及硅橡胶假体术后需要更换假体者。

（4）不适合取自体肋软骨做鼻修复手术者。

禁忌证

（1）鼻部感染是绝对禁忌证。

（2）鼻背皮肤薄是相对禁忌证（部分学者认为皮肤薄者适合使用膨体）。

（3）多次、大量鼻部注射不明物且注射物取出不足半年者。

（4）外鼻皮肤功能差，如鼻部严重毛孔粗大、皮脂腺丰富者。

（5）严重先天性、外伤性鼻畸形、鼻背瘢痕严重者，重度鞍鼻，鼻背部需要植入较高材料、骨结构有较大程度移动，需二期手术植入者。

（6）过敏体质者。

（7）有器质性疾病者。

（8）未满18周岁。

（9）精神性疾病或BDD患者。

（10）宽鼻、驼峰鼻或骨组织移动度过大者，不适合一期植入膨体材料。

2 膨体材料的使用范围

（1）广泛应用于鼻背、鼻基底且疗效安全显著。

（2）鼻尖部慎重使用（适用于无鼻尖延长需求、鼻尖皮肤尚可者）。

（3）侧鼻、鼻小柱等其他位置不建议使用或慎重使用。

（4）非受力的眶内充填或头面部需增加容积者。

3 膨体材料的使用型号

可根据膨体材料质地和外形的不同进行分类。

根据质地来分

（1）普通型膨体：质地柔软，优点是外观平滑、自然；缺点是易变形、弯曲。相对加强型膨体更不易显形，和组织贴附更加稳定，但远期压缩比相对较大。

（2）加强型膨体：质地硬，不变形，能对抗组织挛缩，能够精准地塑造外鼻形态。用于鼻背皮肤较薄者更容易显形，轮廓感明显；用于腔隙较大的修复者不易贴附，易晃动。

根据外形来分

（1）短柳叶形：适用于单纯鼻根部低平的患者。

（2）长柳叶形：适用于鼻根及鼻背部低平的患者。

（3）L形：适用于鼻根、鼻背及鼻尖部需要改善的患者。

（4）长方块形：适用于雕刻成医生需要的鼻背及鼻基底假体。

4 膨体材料与其他材料

膨体材料与其他材料的差异

见表3-1。

表 3-1 膨体材料与其他材料的差异

	膨体材料	硅橡胶材料	Medpor材料
组织相容性	具有微孔，组织能够长入，由于空隙微小，组织长入深度有限，一般组织与材料界面有良好的结合，能够非常好地固定	组织无法长入	材料空隙较大，组织长入较深
鼻背骨面的贴合度	自身柔软，没有弹性，没有记忆性，所以与鼻背骨面贴合非常好，极少有空隙和死腔，无回复力，不会磨损和顶压皮肤	贴合度较好，雕刻的硅橡胶假体植入不可能与骨面完全吻合，有弹性回复力，与骨面的贴合需要皮肤的压力，形成与皮肤的作用力，再加上硅橡胶与软组织不能黏合，存在相对滑动。顶压与磨损皮肤的双重作用，最终导致皮肤变薄	硬度大，与骨面的贴合度差
透光度	不透光	透光	不透光

膨体材料的选择与使用

（1）单独使用：鼻背、鼻基底部直接充填。

（2）与自身组织联合使用：鼻尖部可采用自身软骨组织整形，鼻背部植入膨体；当鼻背皮肤比较薄时，可以采用自身筋膜覆盖在膨体表面。

（3）不建议与其他材料联合使用，也不建议多层膨体叠加使用：膨体材料外表特有的微孔构造，毛细血管易往内生长，细菌一旦进入，容易大量繁殖，且不易控制。块状材料间有死腔，死腔积液容易导致感染。

5 膨体材料的处理方式

（1）假体雕刻：快速精准雕刻，选择质量好的一次性刀片，尽量缩短膨体在空气中暴露的时间，一般控制在10分钟左右。

（2）假体消毒：将雕刻好的假体放置在装有抗生素的注射器中进行负压抽吸，排出假体中的气体，至假体表面没有气泡出现为止。

（3）假体夹持：雕刻膨体时尽量用软骨镊夹持，不用或少用有齿镊，避免假体变形，且操作时注意动作轻柔。

6 膨体植入体内的解剖位置和毗邻组织

（1）植入骨膜下或软骨膜上，一般不建议直接在软骨表面植入，因软骨血供差，容易感染。

（2）鼻尖、鼻小柱处慎重植入：膨体在鼻尖软三角区易与毛囊接触而发生感染。若鼻尖需用膨体植入，应尽量放置在鼻翼软骨中间脚之间，膨体表面用软骨或筋膜覆盖。

（3）远离黏膜，如鼻中隔黏膜，否则容易物理性穿透外露。

（4）鼻延长时分离后的卷轴区被拉伸后变薄，建议此处不直接接触膨体，或者此处膨体用一些自体组织如软骨、骨膜、筋膜等隔离。

7 膨体植入体内后的性状变化

（1）膨体在皮肤张力下一般会出现一定程度的压缩变形，导致鼻背高度出现一定的变低；植入后膨体周围也可形成菲薄的纤维包膜，区别于硅橡胶假体完整、光滑、层次清晰的包膜。

（2）膨体植入后的组织变化：膨体植入1周后，周围组织开始长入膨体内部。电子显微镜观察发现，膨体植入人体后2个月，可见结缔组织向气孔内生长；1年后观察可见新生血管形成；增生一般在半年左右相对稳定，侵入深度非常有限。

（3）远期变化：膨体植入前柔软，植入后手感偏硬。

8 膨体植入术的围手术期治疗

（1）术前生理机能良好，避免感冒，健康女性避开月经期。

（2）使用抗生素（克林霉素或者头孢类抗生素）3～4天。

（3）术后外固定5～7天，避免造成皮肤过大压力。根据病情需要放置负压引流24～48小时（初次鼻手术可不放置引流）。

（4）术后7天复诊，无明显异常可拆线。

（5）手术后1年内避免外力碰撞，忌烟酒、辛辣食物，保持身体抵抗力良好，避免熬夜、过度消耗体力等导致免疫力下降的情况。

9 膨体植入后的随访时间

（1）早期随访：术后1个月、3个月、6个月、12个月随访，以后每年随访。最关键的时期是术后7～14天，此时鼻部肿胀消退，假体位置尚可移动，必须认真观察假体位置是否端正；如果发生歪斜，可以将假体推动至端正位置，并用热塑板外固定1周，以达到纠正目的。早期随访的目的是观察是否存在术后血肿、组织感染，同时观察假体是否稳定、偏曲；如有偏曲，一般在1个月内通过外力手法直接矫正。

（2）远期随访：观察假体在体内的长期稳定性，若出现偏曲，需进行手术纠正。

10 膨体植入术后的并发症

近期并发症

近期并发症包括局部血肿、感染、伤口不愈合、假体移动或歪斜、异物反应等。预后最严重的并发症是感染。

远期并发症

（1）鼻部皮肤：鼻背部皮肤变红最为常见，一般是由于皮肤压力张力及皮肤变薄所致；偶尔在植入假体数月或数年后突然出现无明显原因的鼻部肿胀、鼻部皮肤淤青变色。

（2）外形变化：膨体移动、歪斜、穿孔，感染，瘢痕挛缩畸形。

（3）假体显现或假体外露，一般出现在L形假体植入术后。

11 术后并发症的处理与转归

（1）膨体最常见的并发症是感染，一旦出现，应根据感染情况及感染部位取出假体（部分或全部取出），控制感染；经规范抗菌治疗无效者，假体需全部取出。

（2）近期并发症一般同外科处理原则。如出现假体歪斜、晃动、形态不佳，可以手术重新植入固定。

手术名称：膨体隆鼻＋膨体鼻尖成形＋鼻翼缩小缩窄术

术前术后对比照片（左为术前，右为术后6个月）

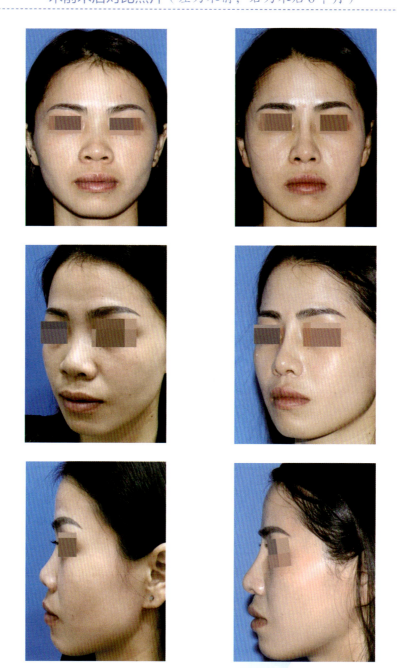

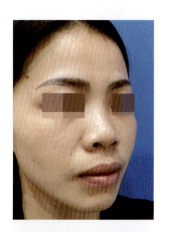
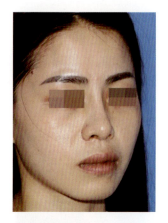
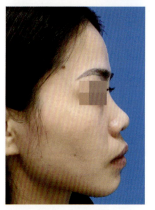
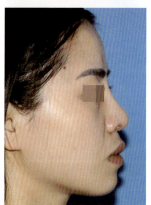

第四章

异体骨与软骨在鼻整形中的应用

1 王艇

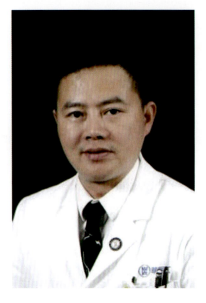

副主任医师。大连明医汇医疗美容医院董事长，上海槿馨医疗美容门诊部业务院长。

2009年起施行自体肋软骨隆鼻500余例，是国内专注于肋软骨材料的鼻部美容外科经验丰富的医者之一。

1 异体肋软骨主要从什么渠道获得？是异体活体组织还是灭活的异体组织？里面是否还含有异体细胞？有无生物活性？哪种处理方法临床效果相对较好

我们基本上是由国内主要的生产商供货。这些材料都有相当程度的灭活，里面应该没有成活的细胞。就细胞来讲是失去部分生物活性的材料。就完善的处理流程而言，浸泡、放射线照射等这种处理方法都要做。值得一提的是，本人认为国外厂家的处理流程，远远比国内同行做得要复杂。相对来讲，个人认为，德国可能做得最复杂，会经过脱去脂肪、高低渗透压变化细胞破膜、去除膜蛋白质等若干步骤，材料的脆性也最大。美国很多公司都处于一种比较平衡的状态，保障了材料的机械强度，又保证了生物安全性。后两者就本人所知，在国内是没有拿到批文的。

2 异体肋软骨的免疫原性如何？是否存在免疫排斥问题？生物相容性及生物安全性有没有保障

如果捐献者不够年轻、采集的冷链过程不够好，其免疫原性一定非常大。本人认为一定会有不同程度的免疫反应，但这些因素混杂在感染性物质及组织降解所产生的小分子活性物质的影响之中，很难明确地区分开来。本人推测国内持照的很多厂家，在供体的严格筛选、生物相容性及生物安全性的提升方面仍然有很大的空间，特别是供体的筛选。

3 异体肋软骨用于鼻整形的适应证有哪些

总的来说，使用这种异体软骨在各方面适应证的审核程度上都应该更严格。目前，经过一系列乐观探索和冷静判断之后，本人只会在患者没有感染病史和多次手术史、没有明显瘢痕、所有基础条件都是最优的状态下，才会审慎地优先考虑使用这种异体软骨。

4 术后感染率如何？常见的感染原因有哪些？怎样预防和处理感染

个人感觉这种手术术后总的感染率可能高达5%以上；就不是特别年轻的供体的软骨而言，其感染率可能更高。感染往往没有明显诱因，饮食、热水澡、月经前期、疲劳状态等可能都是相关因素。常见的高感染率的不利因素，还包括原来的面部痤疮等头面部感染、之前的面部注射整形史，以及熬夜等不健康的亚健康生活方式。如果已经发生感染，

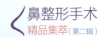

通常在即使有鼻梁内硅橡胶假体的情况下，通过有效的引流和身体免疫力的提高，包括中药的使用，也有可能会保住整个软骨支架结构，不至于丢失形态过多，并为下一次修复手术创造条件。

5 异体肋软骨植入后是否有吸收？吸收率如何？吸收的影响因素有哪些

异体肋软骨植入后肯定有不同程度的吸收，而且吸收率通常会超过自体肋软骨。吸收的影响因素包括上述提到的软骨材料的新鲜程度、捐献者年龄和处理过程。个人认为植入后感染是严重影响其吸收率的最重要原因。

6 异体肋软骨用于鼻整形是否会发生术后变形？变形的影响因素有哪些

一般异体肋软骨用于鼻整形术后，发生材料本身的变形不是很常见，因为其经历过比较严苛的处理，内应力往往已经释放。往往是由于手术设计的要求超过其结构所能提供的机械强度，导致术后早期发生断裂等变形。

7 异体肋软骨用于鼻整形是否会发生术后外露？原因是什么？如何预防和处理

手术后材料直接外露这种现象并不是很常见。外露通常发生在已经有感染，却没有早期发现和处理的情况下。如果这种外露的材料比较新鲜、致密，在经过修剪过度突出的部分、充分引流、换药及应用营养支持疗法之后，其皮肤是有可能很快修复的，而支架也能够保留相当多的部分。在有些情况下，我们经过一两周的保守治疗之后，如果仍然无法控制感染，无法保住材料，就可能不得不采取完整去除异体软骨支架的措施。

8 异体肋软骨在鼻整形中对植入部位是否有选择性？不同植入部位和层次发生感染、吸收、变形及外露的概率有无差异？张力过大是否会增加并发症的发生率？可否使用抗生素和激素预防感染和免疫排斥反应

这种材料在鼻整形解剖培训中基本上是用于鼻子下半段的框架性支撑。个人认为，越是血供比较好的位置，其感染、吸收、变形的发生率越低，张力过大肯定会增加上述所说的并发症的发生率。手术中常规使用一定量的抗生素是必要的，但本人通常不会使用甾体激素去控制免疫排斥反应。

9 异体肋软骨目前最长随访时间是多久？植入后的最终转归如何？是否认同被纤维结缔组织所取代的说法

使用国内生产的异体肋软骨材料做鼻整形手术的随访时间并不是很长，印象中大部分不超过5年，最终转归有很大不同，有的会出现明显的超过10%的吸收，而有的可能保持得非常好，这在很大程度上取决于捐献者的生理年龄和材料采集过程中的新鲜保持度。被纤维结缔组织所取代的说法，从某种程度上是有的，但是个人认为更多的是材料自己的吸收和改建。

10 异体肋软骨与自体肋软骨相比，在移位、变形、感染和吸收等方面是否存在差异？术后多长时间内最容易出现差异

总的来说，异体软骨与自体软骨相比，在变形、移位方面的主要劣势，通常是由于其机械强度偏脆、韧性不足而引发的；而感染率和吸收率高，更多的是材料本身的内在原因。与自体材料相比，异体材料通常处于偏弱的一个位置。在术后1～3个月的时候，这种差异性就开始明显显现。

手术名称：异体肋软骨鼻尖成形＋脂肪填充＋埋线双眼皮术

术前术后对比照片（左为术前，右为术后2年）

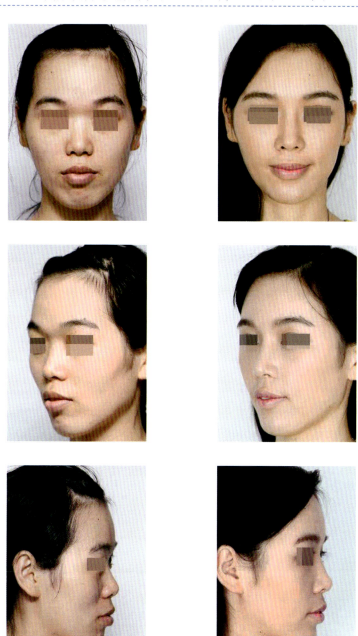

2 邱昱勋

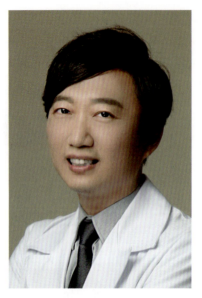

台湾新光吴火狮纪念医院耳鼻喉科暨医学美容中心主治医师。

1 关于来源与生物活性

异体肋软骨主要从什么渠道获得
这些美国公司是合法成立的，相信是由合法渠道取得。

里面是否还含有异体细胞？有无生物活性
这种材料里面含有经辐射灭菌处理后，无生物活性的异体细胞。

2 关于免疫与生物安全性

异体肋软骨是否存在免疫排斥问题
异体肋软骨经辐射处理，应无免疫排斥问题。

生物相容性及生物安全性有没有保障

美国对此有严格规范，且全球使用至今已有不短的时间，相信有一定保障。

3 关于病例及适应证选择

异体肋软骨用于鼻整形的适应证、禁忌证有哪些

适应证：需使用自体肋软骨，但已钙化，或不愿多1个伤口，或已取2根以上肋软骨的患者。

禁忌证：不愿使用异体肋软骨的患者。

不同体质患者对异体肋软骨的术后反应是否存在很大差异

目前本人临床上未用于自身免疫性疾病患者，尚未遇到其他体质者的术后差异性反应。本人7年60例异体肋软骨手术经验，也许是病例数不够多。

4 关于术后感染

术后感染率如何

目前本人尚未遇到异体肋软骨术后感染，也许是病例数不够多。

术中及术后如何预防感染

术中彻底消毒，预防性注射抗生素，仔细止血；术后注意是否有感染和血肿发生，尽早进行分泌物培养并给予抗生素。

如已发生感染，如何处理较稳妥

先口服抗生素，若效果不好就注射抗生素；再不行做切开引流，抗生素冲洗，若失败则需打开重修。

5 异体肋软骨植入后是否有吸收？吸收率如何

临床上观察到异体肋软骨植入后吸收的情形，但尚未实际计算其吸收率。

6 异体肋软骨用于鼻整形是否会发生术后变形？何时出现？变形的影响因素有哪些？如何预防和应对

异体肋软骨用于鼻整形会发生术后变形，最早术后1个月即发生。变形的影响因素同自体肋软骨，但感觉冷冻保存的异体肋软骨较常温保存者易变形。预防及处理方法同自体肋软骨。

7 异体肋软骨在鼻整形中对植入部位是否有选择性？术中和术后可否使用抗生素和激素预防感染和免疫排斥反应

本人在鼻背及鼻尖部均有使用。理论上似乎放的层次越深越安全。本人会在术中、术后使用抗生素，但没有使用激素的经验。

8 异体肋软骨目前最长随访时间是多久？是否认同被纤维结缔组织所取代的说法

目前最长随访时间是5年。在重修患者时似乎没有发现被纤维结缔组织所取代的现象。

9 异体肋软骨与自体肋软骨相比，是否存在差异

目前本人没感觉到明显差异性。

手术名称：全异体肋软骨隆鼻＋鼻尖抬高＋鼻翼缘填充术

术前术后对比照片（左为术前，右为术后6个月）

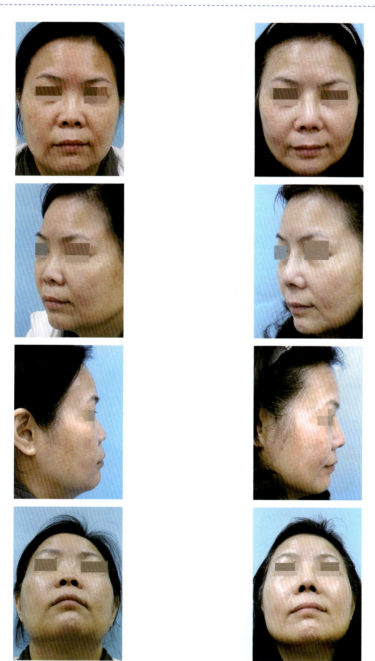

3 何栋良

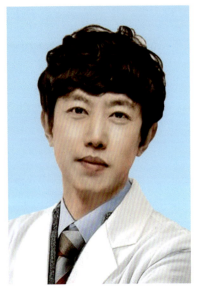

鼻整形知名品牌"何氏鼻"创始人,大连天俪何氏鼻医疗美容医院院长。

中国首批医学美容专业毕业医生,国际医学美容协会会员,中国现代鼻整形领军人物,中国最早赴韩国进修并最早将韩国现代整形技术引入中国的整形医生,世界内镜医师协会中国整形外科内镜与微创专业委员会鼻整形分会副主任委员,中国精英整形美容医生联合体(美联体)秘书长。

1 关于病例选择

异体肋软骨不适用于超敏体质者,自身免疫性疾病者也尽量不用。

2 关于术后感染

我们一般将异体软骨与自体软骨结合使用,和耳软骨一起使用比较多。术中尽量少用异体软骨,或者把异体软骨削薄一些,张力小一些,这样就可以减少感染的可能性。

3 异体肋软骨植入后是否有吸收？吸收率如何？吸收的影响因素有哪些

异体肋软骨植入后肯定会有吸收，个人认为吸收率是20%左右。吸收率主要与炎性反应有关，炎性反应越重，吸收越多；张力越大，吸收也越多。

4 异体肋软骨用于鼻整形是否会发生术后变形？出现变形后如何应对

一般异体软骨术后发生变形的可能性相对于自体软骨要少很多。如果发生弯曲变形，可以把软骨取出，在弯曲的一侧进行减张半切开，这样可以解决弯曲的问题。

5 异体肋软骨用于鼻整形是否会发生术后外露？如何预防

发生术后外露的可能性存在。可以采取以下预防措施：①放在深部组织，不要离切口太近；②张力不要太大，张力越大，外露的可能性越大。

6 异体肋软骨在鼻整形中对植入部位是否有选择性？张力过大是否会增加并发症的发生率？可否使用抗生素

临床经验得出，异体肋软骨移植的部位越深越好；张力也是一样，张力越大，吸收率越大。术后需正常使用抗生素。

7 异体肋软骨目前最长随访时间是多久？是否认同被纤维结缔组织所取代的说法

异体肋软骨临床观察最长时间大概有接近10年，有吸收，但原来的异体软骨还是存在的，而不是被纤维结缔组织所取代。

8 异体肋软骨与自体肋软骨相比，在变形、吸收和感染方面，是否存在差异

自体肋软骨变形的可能性大些，异体肋软骨要好一些，变形的可能性比较小；吸收率方面，异体肋软骨肯定要大于自体肋软骨；感染方面，异体的肯定要比自体的感染率高一些。

第四章
异体骨与软骨在鼻整形中的应用

手术名称：膨体隆鼻、鼻基底，隆颏＋异体肋软骨及耳软骨鼻尖整复术

术前术后对比照片（左为术前，右为术后3个月）

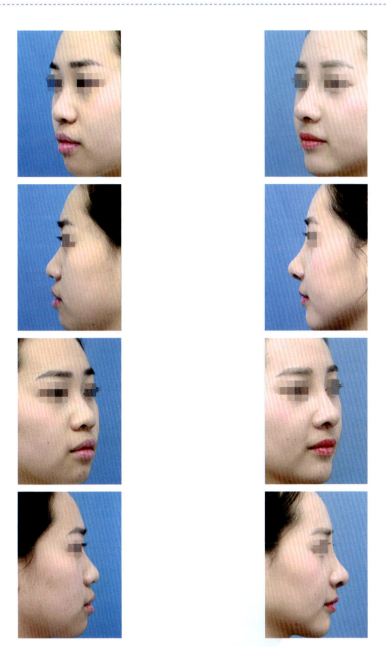

4 柯晴方

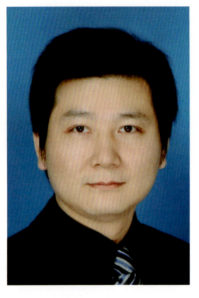

整形外科主任医师，医疗美容主诊医师。必妩（昆明）国际医疗美容门诊部医疗院长，爱思特医疗集团特聘专家。

中国整形美容协会鼻整形分会常委、损伤救治康复分会常务理事，中国中西医结合学会医学美容专业委员会第二届鼻整形分会常委、PRP医学分会副主任委员、线雕美容分会副主任委员。

1 异体肋软骨是异体活体组织还是灭活的异体组织？里面是否还含有异体细胞？有无生物活性？如何处理异体肋软骨

异体软骨组织是灭活的异体组织，里面的异体细胞被深低温破坏了，几乎没有生物活性。

异体肋软骨的处理方法有很多，比如浸泡、放射、深低温都会用到，是个复杂的工艺。

2 异体肋软骨的免疫原性如何？是否存在免疫排斥问题？生物相容性及生物安全性有没有保障

异体肋软骨几乎没有免疫原性。没有确凿证据发现其有免疫排斥问题。生物相容性很好，有10年左右形态是稳定的，生物安全性不低于白蛋白。

3 异体肋软骨用于鼻整形的禁忌证有哪些？不同体质患者对术后反应是否存在很大差异

异体肋软骨用于鼻整形的禁忌证包括身体本身有免疫问题、蛋白质合成功能障碍、肾功能不全等。

不同体质患者，如瘢痕体质、超敏体质、自身免疫性疾病患者，对异体肋软骨的术后反应存在很大差异。

4 术后感染率如何？常见的感染原因有哪些？怎样预防和处理感染

异体肋软骨的术后感染率和其他移植物没有差异。

常见的感染原因包括自身免疫问题、肝脏蛋白质合成问题等。

预防感染的措施是调整免疫状态，如改善肝肾功能，或者输注外源性白蛋白等。若发生感染，建议引流，进行支持治疗，或者去除移植物。总体来看，异体肋软骨和脱钙骨基质本身的感染率显著低于膨体和硅橡胶。

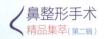

5 异体肋软骨植入后是否有吸收？吸收率如何？吸收的影响因素有哪些？怎样降低吸收率

异体肋软骨植入后会有所谓的吸收。吸收率要看感染程度或者积液浸泡的时间。如果没有炎症反应，就几乎不吸收。可通过彻底避免积液、减少皮瓣张力、避免感染来降低吸收率。

6 异体肋软骨用于鼻整形是否会发生术后变形？何时出现？变形的影响因素有哪些？如何预防和应对

异体肋软骨用于鼻整形会发生术后变形。发生变形的时间有长有短，原因不一样。近期变形和皮肤张力有关，远期变形和炎症渗出、瘢痕收缩有关。

通过张力控制，可预防近期变形；通过控制炎症渗出，可预防远期变形。发生变形需再次手术。

7 异体肋软骨用于鼻整形是否会发生术后外露？发生率如何？常见原因有哪些？如何预防和处理

异体肋软骨用于鼻整形会发生术后外露，与手术技巧有关。发生率和其他支架没有差异。张力是第一原因，感染压迫坏死缺损是第二原因。

通过改善手术中张力控制技术能力、控制炎症和感染，可预防术后外露。一旦发生外露，需综合处理。

8 异体肋软骨在鼻整形中对植入部位是否有选择性？不同植入部位和层次发生感染、吸收、变形及外露的概率有无差异？张力过大是否会增加并发症的发生率？术中和术后可否使用抗生素预防感染和免疫排斥反应

异体肋软骨用于延长比抬高好。不同植入部位和层次发生感染、吸收、变形及外露的概率存在差异。张力大就会出现炎症，就会出现免疫细胞的腐蚀，增加上述并发症的发生率。使用抗生素有帮助，但是不能解决根本问题，而用于减缓过程，拖延时间。

9 异体肋软骨目前最长随访时间是多久？植入后的最终转归如何？是否认同被纤维结缔组织所取代的说法

异体肋软骨有几十年还是很好，尚未变化的。不认同被纤维结缔组织所取代的说法。

10 异体肋软骨与自体肋软骨相比，在移位、变形、感染和吸收等方面是否存在差异？术后多长时间内最容易出现差异

异体肋软骨与自体肋软骨相比，在移位、变形、感染和吸收等方面存在差异，自体材质稍微好一点，但是经感染后的巨噬细胞腐蚀，自体软骨消融也很迅速。术后1年后最容易出现差异。

手术名称：膨体隆鼻＋自体肋软骨全鼻翼软骨鼻成形术

术前术后对比照片（左为术前，右为术后2年）

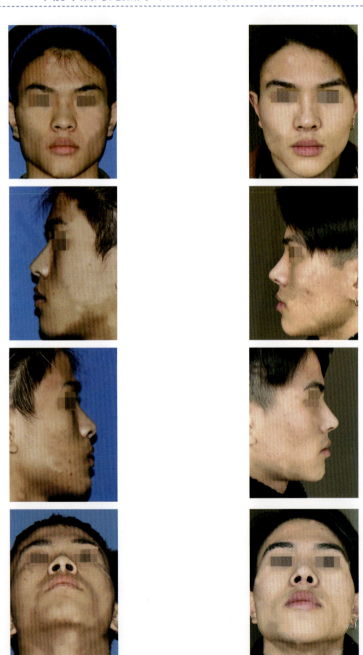

5 颜正安

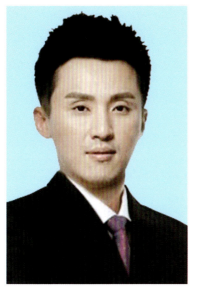

台北市立联合医院仁爱医院主治医师，教主医美整形外科诊所颜面整形医师。

台湾外科医学分会会员，欧洲颜面整形外科医学会会员，台湾TRS鼻科医学分会创会会员，台湾自体脂肪医学会创会会员。

毕业于台湾高雄医学大学医学系，博士研究生毕业于武汉大学。

异体骨在医学上的使用已经不是两三年内的创举，而是从17世纪就开始被使用。20世纪初异体肋软骨用于鼻整形的文章陆续发表。但不讳言，正反两方的看法与争执至今没有停歇，也没有定论，所以本人就个人所得到的知识、资讯以及使用心得作答。因为本人主要从业于台北市，由于医疗法规的不同，台湾地区比大陆地区早几年放开异体肋软骨在鼻整形重建中的使用限制，所以本人使用的时间及数量略多，但并非结论，而只是个人体会。在回答以下问题前先声明，本人主要使用的低温辐照异体肋软骨、异体真皮、异体筋膜均来自美国组织库LifeNet，

DCI合法出口，最早使用一例至今已达7年；大陆地区使用的主要为杭州鸿立、山西奥瑞以及上海亚鹏委托健创公司销售的低温辐照异体骨。在大陆地区的使用经验、时间与各专家一样，最多不超过2年。所以回答的经验凭据以美国材料为主，我国大陆地区材料为辅。

1 关于来源与生物活性

异体肋软骨主要从什么渠道获得

同种异体肋软骨，顾名思义就是来自同为人类的胸廓骨骼组成之一的肋软骨，在鼻整形的使用上主要为弥补缺乏的软骨组织，因此并不需要达到活体移植的要求。本人只知道无论中国还是美国的组织库公司，都是合法立案经营，取材均有一定的年龄规范，并且排除病体条件。

是异体活体组织还是灭活的异体组织？里面是否还含有异体细胞？有无生物活性

低温辐照异体肋软骨的组织都是灭活的组织，主要为细胞外基质以及胶原纤维。用放射线照射后，核酸、蛋白质发生电离、激发或化学键断裂，造成分子结构和性质的改变。另外，放射线也会引发产生氢自由基、羟自由基、激态水、过氧化氢等，此类产物具有很强的氧化能力，可导致生物活性大分子的死亡，所以异体肋软骨组织里面含有的是已经死亡失去活性的异体细胞。

异体肋软骨的处理方法有很多，比如浸泡、放射线照射等，哪种处理方法临床效果相对较好

上述本人使用的均为放射线照射后的异体肋软骨。

美国于1950年在马里兰州建立了世界第一个人体组织库——美国海军组织库。1971年，美国哈佛大学麻省总医院建立了第一个医院内骨库。1976年美国组织库协会（American Association of Tissue Banks，

AATB）的成立，是组织骨库发展的重要里程碑。1988年，中国第一家医用组织库在山西（奥瑞）成立。1995年在太原召开中国首次组织骨移植专家会议，深入讨论了骨移植的基础研究与临床应用问题，并参考AATB技术手册（1992）和美国红十字组织库标准（ARCTS，1994），同时出台了中国同种异体骨生产技术标准。其中深度冷冻、真空冷冻干燥、真空包装和辐照灭菌是现代组织库的核心技术。而组织库的首要任务就是确保骨移植材料的安全性，防止出现疾病传播和人体损害。因此，在同种异体骨材料的制备过程中，二次灭菌被公认为是必不可少的步骤。目前大多采用的二次灭菌法以γ射线照射为主。2005年，在AATB同种异体骨移植材料的标准制备流程中，γ射线辐照灭菌已成为标准的制备流程。国际原子能机构推荐的辐照灭菌剂量是25kGy，认为这个剂量可以完全杀死病毒和细菌。

2 关于免疫与生物安全性

异体肋软骨的免疫原性如何？是否存在免疫排斥问题

成熟的透明软骨组织内无血管、神经和淋巴管，周围血液与组织液通过软骨表面的渗透是主要的营养来源。软骨基质蛋白多糖中的核心蛋白具有抗原性，但被其肽链上无抗原性的酸性糖胺多糖所覆盖，使软骨成为弱抗原性组织。除此之外，软骨细胞被基质包埋，基质对软骨细胞提供保护性免疫屏障，基质完整时软骨细胞不会与受体淋巴细胞及浆细胞接触，表现为低免疫性，通常称其为"免疫豁免器官"，更何况为经过辐照。本人在使用中没有发现免疫排斥的案例，临床上常规也不需要进行组织配型。

生物相容性及生物安全性有没有保障

目前，无论国内还是国外的组织库，都有相应法规，美国有AATB

标准，欧盟有欧洲组织库协会（EATB）标准，国内也有相应的规范。只要是合法出品，个人就不认为有严重危害或重大的致病风险。但是医疗没有100%，只能说本人没有听说或得知有重大事故而已。

3 关于病例及适应证选择

异体肋软骨用于鼻整形的适应证、禁忌证有哪些

异体肋软骨并没有严格规范的鼻整形使用范围。本人使用多年来自己心里的一把尺也一直在变，变得更趋保守，目前的适应证为初次鼻整形以及不涉及鼻部感染或挛缩后的鼻修复。因为辐照后的组织相对失去许多组织生物本质，个人认为应该把异体肋软骨视为外来植入物，手术规范也应该以植入外来材料为标准。至于禁忌证，则为我上述排除之对象。

不同体质患者（如瘢痕体质、超敏体质、自身免疫性疾病患者）对异体肋软骨的术后反应是否存在很大差异

严重过敏或有免疫问题的患者，本人认为都不应该在体内放入非自体材料来源移植物。至于瘢痕体质患者接受整形手术，本来就应被告知风险，而并非因为使用异体肋软骨才要注意风险。

4 关于术后感染

术后感染率如何？常见的感染原因有哪些

根据个人经验，异体软骨的术后感染率比自体软骨高，但是比人工软骨低。由于本人使用异体肋软骨大部分是在鼻中隔架构及鼻尖，在使用异体肋软骨的同时，鼻背会使用硅橡胶或膨体，所以没有办法界定感染确切原因，但是比我在使用片状高密度多孔聚乙烯时感染及穿出的机会要低。

使用异体肋软骨发生感染的常见原因为：①鼻窦炎症或使鼻变态反应患者感染率较高；②分次使用异体肋软骨可造成较高的感染率；③禁忌证的使用以及皮肤与黏膜张力过大，也会增加感染机会。

术前、术中、术后如何预防感染

预防感染除了遵循基本外科原则以外，将异体肋软骨视为外来移植材料使用也会愈加妥当，其他还需减少皮肤黏膜外套组织张力、加宽伤口与移植物的安全范围、预防性使用抗生素等。

如已发生感染，如何处理较稳妥

感染发生后本人的处理只有一种，即取出；如果还要再次鼻整形，只可使用自体肋软骨。

5　异体肋软骨植入后是否有吸收？吸收率如何

关于吸收率，这是国际上文章最大的争议来源。无论是对亚洲人种（如韩国人）还是高加索人种（如欧洲人），都有报道吸收率甚至高达25%，但也有报道不到1%（本人在成都首届中美达拉斯鼻整形研讨会上列出这10年来的数十篇文献供参考）。我的个人经验是排除感染外并没有明显的高吸收率，但也绝对不可能完全不吸收，而且生物性材质的变异性一定会有，很难数字化定义确切的吸收率，也没有除感染以外严重变形的案例。

6　异体肋软骨用于鼻整形是否会发生术后变形？如何预防和处理

如上所述，异体肋软骨用于鼻整形不会发生严重的吸收变形，但是异体肋软骨与自体肋软骨都有同等的应力弯曲概率，善用Gibson原则雕刻可以降低弯曲的概率。出现弯曲的处理方法与自体肋软骨相同，有一定机会需要再次手术调整。

7 异体肋软骨用于鼻整形是否会发生术后外露？发生后如何处理

使用经验上没有非感染而外露的案例。如果因感染而外露，本人的原则一定是取出，并使用较强的抗生素，如阿莫西林克拉维酸、左氧氟沙星等。

8 异体肋软骨在鼻整形中对植入部位是否有选择性？张力过大会导致什么并发症？术中和术后可否使用抗生素和激素预防感染和免疫排斥反应

本人应用异体肋软骨的植入部位大多数为鼻中隔软骨膜下，软骨膜非常强韧，可以分离并保护软骨复合体与黏膜之间，所以术中小心剥离鼻中隔软骨膜是非常基本的。另外除了鼻中隔，本人也会放在鼻尖，以及作为修饰下外侧软骨的材料或是捣碎适用于鼻基底、鼻唇沟和包裹后作为下巴移植物等。

若张力过大，无论自体肋软骨还是异体肋软骨，都可能会有外露的风险，适当充分地脱套皮肤黏膜是鼻综合手术的基本功，此与异体肋软骨无特异性相关。术中可注射头孢类抗生素，术后预防性使用抗生素阿莫西林，不常规使用激素。

9 异体肋软骨目前最长随访时间是多久？植入后的最终转归如何？是否认同被纤维结缔组织所取代的说法

目前本人使用美国异体肋软骨还有继续随访的最长的为5年，未发现变形；之前多数随访都只到1年，今年才开始增加随访时间，但除非是特别案例，不然不易。异体肋软骨的使用者，多数是本身条件较佳，并发症可能较低的筛选后患者，所以容易有统计上的偏差。一些患者二次手术发现异体肋软骨与本身鼻中隔软骨没有很强地黏合，本人也没有发现很明显的吸收后被结缔组织取代的表现，所以一直认为异体肋软骨本质与自体软骨不同，不可相提并论。

10 异体肋软骨与自体肋软骨相比，在移位、变形、感染和吸收等方面是否存在差异

在抗感染及组织弹性方面，自体肋软骨有不可取代性，但是在吸收、变形上，据本人到目前为止的经验，并不觉得异体肋软骨比自体肋软骨容易变形或是移位。谈及吸收率，虽然众说纷纭，但是在本人的适应证选择下，排除感染案例后，异体肋软骨的吸收率并没有明显高于自体肋软骨。

回答了上述问题，以下是个人的小小体会。

异体肋软骨使用于鼻部整形已近半个世纪，虽有很多不同的声音，但不能否认它不是一个不成熟的材料，也不是蒙混FDA过关的害人之物。目前最长的随访文章是15年（美国）以及大于10年（韩国），虽然这两位作者都是很低的吸收率，但是并不代表其他文章作者有任何错误。每个研究因子的掌控、变异的取决以及统计方式的差别，都会有不一样的答案。不过很能确定的是这异体肋软骨并不是不成熟的材料，至

于是不是最佳材料，则不是三言两语也不是几个人就可以论断或决定的，有待更多的研究、更多的时间来证明。至于来源的疑问，这牵涉范围似乎超出了医学范畴，如果产品合法、批文合格，其中细故本人不宜多揣测。但是告知患者是行医的基本原则，不可以欺骗，尤其是这么大的事情。知情同意是患者的权利，也是医者的义务。生物性材料在现代医学中有很多的发展，异种会有伦理的担忧，同种会有疾病传染的疑虑，自体细胞也有可能因为基因或是环境变化而发生凋亡或癌化，更多的研究与更多的学习可以让医疗水平更进一步。

最后是关于吸收的问题。本人并不觉得少许的吸收是坏处，而摒弃硅橡胶、膨体置于鼻尖，其中一个目的就是要避免以往皮肤受张力过大而受损。使用软骨于鼻尖就是借重它的弹性、韧度以及生物特质（个人认为是吸收），任何手术工艺都无法达到100%的精准，当鼻中隔支架过大使皮肤无法承受时，因为软骨的溃缩可使皮肤与软骨移植物的临界力量达到平衡，不至于造成皮肤损伤过大而无法修复，所以适当的吸收并不全然是坏事，人体任何器官都是动态的，会生长、凋亡、吸收、再生。随着老化其平衡也一直在改变，整形不只是追求美，更重要的是不违背健康。

手术名称：阔鼻截骨整复＋异体软骨鼻尖抬高、鼻尖延长术

术前术后对比照片（左为术前，右为术后3个月）

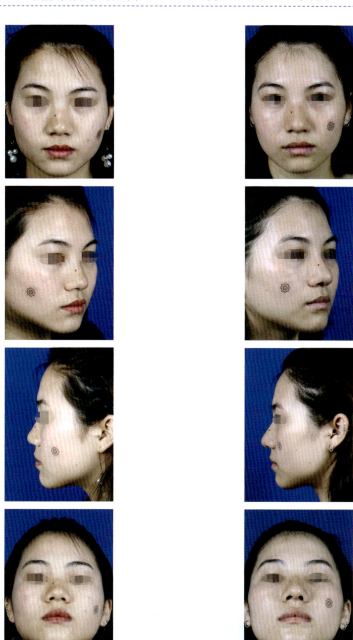

6 鲁礼新

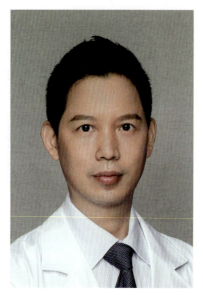

副主任医师。北京叶子整形美容医院业务院长。

中国整形美容协会乳房整形美容分会常务理事，中西医结合分会理事，中国医疗保健国际交流促进会整形与美容分会委员，中国非公立医疗机构协会整形与美容专业委员会面部年轻化分委会常委，北京医疗整形美容业协会理事。

从事整形美容外科临床工作25年。

1 关于来源与处理方式

异体脱钙骨基质主要从什么渠道获得？是异体活体组织还是灭活的异体组织

异体脱钙骨基质由管状皮质骨（四肢长骨）脱钙而来，是不含细胞成分的异体捐献组织。

里面是否还含有异体细胞

没有。深低温、清洗、脱钙、辐照等程序已彻底清除材料中的异体细胞成分。

异体脱钙骨基质是如何处理获得的

经严格筛选的供体管状皮质骨（四肢长骨）经过深低温冷冻、CO_2 超临界萃取去脂、超声去蛋白、动态分步酸处理脱钙等工艺去除酸溶性非胶原蛋白和脂质等抗原成分，保留了其中天然存在的骨诱导活性物质（如骨形态发生蛋白）。

2 异体脱钙骨基质的免疫原性如何？生物相容性及生物安全性有没有保障

异体脱钙骨基质的主要成分为天然骨胶原（含活性物质，如骨形态发生蛋白），具有天然的低免疫原性和良好的骨传导性、骨诱导性、组织相容性。

3 术后感染率如何？常见的感染原因有哪些？如何处理

产品经严格辐照灭菌且每一批次产品均通过严格的无菌检验，不会出现产品本身引起的感染。临床个别感染情况可能是由使用不规范（单件多用、手术操作等）、Ⅱ类切口等原因引起。如果已经发生感染，建议进行引流、抗炎治疗，必要时去除移植物。

4 关于术后吸收

异体脱钙骨基质植入后是否有吸收？影响因素有哪些

生物材料在机体内可能出现吸收和改建，影响因素主要取决于机体对于植入材料的组织反应，包括机体免疫反应平衡状态、手术损伤、局部感染、张力状态、植入材料的生物相容性等。供体差异、生产厂家工艺水平等因素可影响植入体的生物性能。

有什么措施可降低吸收率

可通过避免手术积液、减少皮瓣张力、预防感染等措施降低吸收率。另外，本人通过观察大量病例后发现，术中植入脱钙骨基质的厚度大于2.5mm，可以明显降低吸收率。

5 脱钙骨基质用于鼻整形是否会发生术后变形

脱钙骨基质由皮质骨加工而来，呈条状，无弯曲变形趋向，尺寸多种，硬度可控制，可任意雕刻塑形。

6 异体脱钙骨基质用于鼻整形是否会发生术后外露？常见原因有哪些

个别病例处理不当会发生外露。

张力是第一原因，可致压迫坏死缺损；其次是感染。

7 关于体内转归及远期效果

（1）感染与强烈免疫反应将导致完全吸收或排出。

（2）中度炎性反应会产生结缔组织与材料共存。

（3）轻度炎性反应将会形成生物膜包裹材料并稳定下来。

（4）良好的组织相容性可实现组织再生长入和整合改建。

脱钙骨基质是天然的生物活性骨基质材料，理想状态下随着自身新生组织的爬行再生，胶原支架逐渐被整合降解，会有新生软骨基质与类骨基质形成，部分再生的纤维结缔组织也可以与材料表面和内部的腔隙有机长入实现整合，材料的柔韧性随着组织长入和改建过程可望进一步提高。

8 相比于目前其他材料，异体脱钙骨基质作为鼻整形材料的优点

（1）性能接近自体肋软骨，具有良好的支撑性和可塑性。

（2）无须取自体软骨，避免二次手术，减少操作的复杂性以及对患者的伤害。

（3）经深低温冷冻、脱脂、脱蛋白、脱钙等抗原去除工艺后无排斥反应，主要成分为天然骨胶原，具有天然的低免疫原性和良好的骨传导性、骨诱导性、组织相容性。

（4）解决了自体取骨量有限以及自体肋软骨可能高度钙化而无法使用的问题（鼻中隔软骨有限，耳软骨无法提供足够的长度和强度，肋软骨获取过程复杂且存在钙化严重的可能）。

（5）脱钙后的天然骨胶原具有良好的韧性和一定的强度，可根据需求加工成多种尺寸和任意塑形。

（6）脱钙骨基质的脱钙程度可控，所以其软硬度可根据需求制作而方便临床使用。此外可通过控制脱钙骨基质中的钙含量以及工艺中的多种参数（如温度、pH）而改变其在体内的降解速率。

（7）本人在长期的鼻整形手术实践中，将脱钙骨基质条做成卡槽的形式，直接骑跨在鼻中隔前角，作为支架，与鼻翼软骨缝合固定，达到鼻延长与鼻尖抬高的目的，使鼻综合手术变得更加简捷（图4-1）。

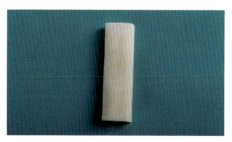

A

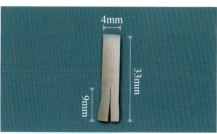

B

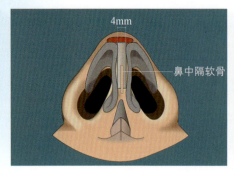
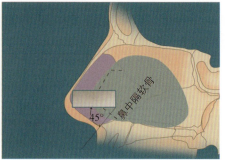

C　　　　　　　　　　　　　　D

图4-1　将卡槽约45°角骑跨于鼻中隔前角

A. 33mm×8mm×4mm脱钙骨基质正面　B. 侧面9mm开槽　C. 正面效果　D. 侧面效果

9　异体脱钙骨基质的临床应用体会及病例观察对照

本人在异体脱钙骨基质综合鼻整形上积累了丰富的经验，2016年4月至今随访观察了180余个病例，最长随访者为术后1年8个月，并有术后10个月、12个月两个修复病例。通过连续观察对比得出结论：

（1）异体脱钙骨基质具有良好的支撑性和可塑性，长时间随访患者鼻尖外形、突出度、旋转度满意，鼻小柱支撑及高度满意，未见明显吸收降低及弯曲变形改变。

（2）通过二次手术患者（一例鼻假体偏斜，另一例过高过长）术中观察，异体脱钙骨基质支架保存完好，与周围自体组织结合紧密（但可有效剥离），支撑力满意，硬度有所降低，考虑是新生软骨基质与类骨基质形成，与异体脱钙骨基质有机长入整合。

（3）病检结果：如图4-2所示，标本基本保持原状，未见明显新骨生成，局部见少量纤维结缔组织长入标本缝隙，提示组织改建整合。植入前后对比骨基质内部形态结构相似，标本主体部分未发生明显降解，未见炎症细胞聚集。

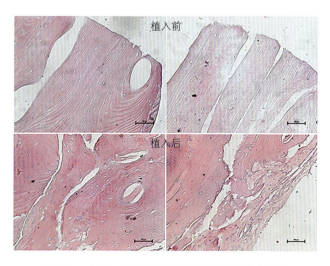

图4-2 术后1年患者脱钙骨基质活检病理报告

（4）实验结论：脱钙骨基质具有良好的组织相容性，植入后材料形态保持较好（图4-3，图4-4）。

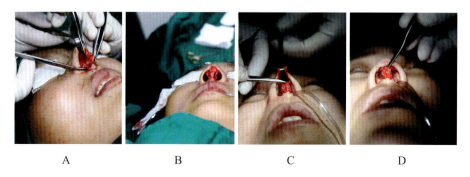

A B C D

图4-3 术后患者二次手术中异体脱钙骨基质支架变化情况

A、B. 术后10个月 C、D. 术后1年

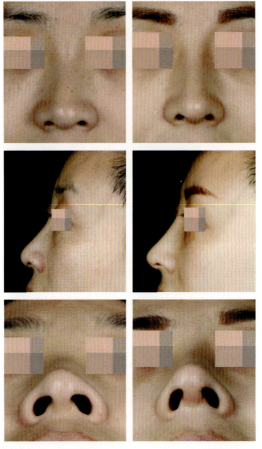

图4-4　异体脱钙骨基质综合鼻整形术前术后对比照片（左为术前，右为术后8个月）

备注：

本人曾以2016年4月～2017年3月收治的93例行鼻整形术的患者为研究对象进行相关研究，相关文章《同种异体脱钙骨基质在鼻综合整形中的应用分析》已发表在《中国医疗美容》杂志（2018年第57卷第5期1-5页）。

手术名称：膨体隆鼻＋取耳软骨＋脱钙骨基质鼻尖延长＋鼻尖抬高术

术前术后对比照片（左为术前，右为术后3个月）

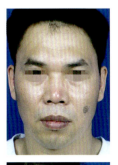
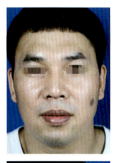
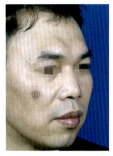
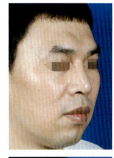
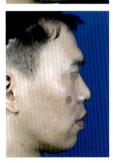
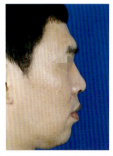
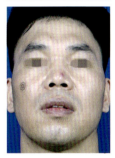
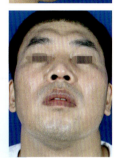

7 周广东（建议与共识）

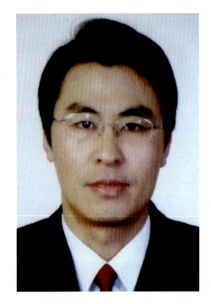

组织工程学博士。上海交通大学医学院附属第九人民医院教授，研究员，博士生导师，组织工程国家工程研究中心常务副主任。

1 异体肋软骨主要从什么渠道获得？经过了哪些处理？里面是否还含有异体活性细胞？有无生物活性

关于来源渠道

异体肋软骨是近些年才逐渐开始被临床应用的一种新型生物活性材料，主要来源应该是各种渠道捐献的新鲜供体，这些供体需经过严格的传染病学检查，检查合格才能作为正式的供体来源。

关于处理过程

从供体中取出肋软骨后要经过一系列严格处理才能最终成为临床可用的产品。目前各个厂家的处理过程略有不同，但一般都会进行常规的脱细胞去抗原以及消毒灭菌等处理，严格的厂家还会进行脱脂、膜蛋白质去除、真空冷冻干燥、二次辐照灭菌等处理。总体上讲，国内厂家的处理流程相对简单，国外尤其是德国的厂家处理流程相对比较复杂。然而并不是说处理流程越复杂越好，因为各种复杂的处理虽然能提升产品的生物安全性和降低免疫原性，但产品本身的生物活性和机械强度也会受到影响，这也是目前国内外尚未形成统一处理规范的重要原因。美国的公司大都采取相对比较平衡的处理原则，既保障异体肋软骨产品的机械强度，又保证其生物安全性和低免疫原性。

关于有无异体活性细胞

经过上述处理，可以明确，异体肋软骨是经过灭活的异体组织，更确切地说是肋软骨脱细胞基质，其主要成分为胶原和蛋白多糖。但由于肋软骨是一种非常致密的组织，各种脱细胞方法都很难把细胞完全处理干净，因此里面会含有极少量的未完全脱干净的异体细胞，经过上述处理这些细胞已无活性。

关于有无生物活性

如上所述，由于肋软骨组织结构比较致密，即使经过上述脱脂、脱细胞、脱膜蛋白、放射线照射等多种复杂处理，异体肋软骨产品中仍可保留一定量的软骨活性因子和软骨基质活性成分［组织工程国家工程研究中心前期研究中已充分证实了这一点，相关数据已发表在 *Biomaterials*（IF：8.557）上］。因此，异体肋软骨产品总体上仍可以归类为生物活性材料。

2 异体肋软骨的免疫原性如何？是否存在免疫排斥问题？生物相容性及生物安全性有没有保障

关于免疫原性及免疫排斥

肋软骨在软骨分类上属于透明软骨，组织内部无血管、神经和淋巴管，营养和代谢主要靠周围组织的组织液渗透实现。与其他软骨一样，肋软骨主要由软骨细胞和软骨基质组成，软骨基质在同种之间高度一致，抗原性极低，因此软骨组织的抗原性主要来自异体的软骨细胞。但由于软骨细胞都已被包埋在由软骨基质形成的软骨陷窝里，基质为软骨细胞提供了保护性免疫屏障，基质完整时软骨细胞不会与受体淋巴细胞及浆细胞接触，因此软骨通常被称为"免疫豁免器官"。尽管如此，由于人体内的组织始终处于合成代谢和分解代谢的动态平衡状态，受周围组织分解代谢的影响，植入的异体软骨基质也会出现很缓慢的降解，从而暴露出陷窝内有抗原性的软骨细胞，因此，直接的活体异体软骨移植一直会存在慢性排斥反应，而这些排斥反应引发的炎症又会加速分解代谢，形成"缓慢降解–抗原暴露–免疫排斥–炎症反应–加速降解"正反馈加速排斥反应（组织工程国家工程研究中心近期研究发现）。但就我们当前应用的异体肋软骨而言，因绝大多数软骨细胞都已被脱去，不会形成上述正反馈，因此，异体肋软骨产品本身免疫原性极低，几乎不会产生免疫排斥反应，临床应用过程中也不需要进行组织配型。

关于生物相容性及生物安全性

如上所述，由于异体肋软骨主要成分软骨脱细胞基质是人体内正常的组织成分，因此，理论上讲异体肋软骨本身生物相容性及生物安全性都非常好。异体肋软骨生产厂家应该严格把控供体来源的传染性疾病排查，制订严格的质量管理体系及安全性保障措施。各位专家和临床医师在使用该产品时也要对生产厂家的资质、产品质量保证书、生物安全性监测指标等进行严格审查。

3 异体肋软骨用于鼻整形的适应证、禁忌证有哪些？不同体质患者对异体肋软骨的术后反应是否存在很大差异

关于适应证及禁忌证

异体肋软骨并没有严格的鼻整形使用范围，与其他植入性材料的使用基本一致，医生可以依据患者的要求结合自己的经验和判断选择性使用。总的来讲，在适应证审核程度上应该更严格一些。

主要适应证：不愿意切取自体软骨的初诊顾客，就诊前无感染病史，无自身免疫性疾病史，无鼻整形引起挛缩畸形，没有明显瘢痕体质，在所有个人基础条件都是最优的状态下才会审慎地推荐使用异体肋软骨。

主要禁忌证：多次鼻整形失败患者；心、肝、肾等重要脏器疾病患者；全身系统性疾病患者；自身免疫性疾病患者；蛋白质合成功能障碍患者；瘢痕体质、超敏体质等特殊体质患者等。

关于术后反应个体差异

不同体质患者（如瘢痕体质、超敏体质、有自身免疫性疾病史等）免疫系统的调节和反应能力存在较大差异，因而不同体质患者对异体肋软骨植入体内后的反应可能存在很大差异，并进而影响术后的近远期吸收率及临床效果。因此，凡是进行异体肋软骨移植治疗的患者，建议医生一定要和患者讲清楚所有可能出现的并发症及不良反应，以避免不必要的医疗纠纷。

4 术后感染率如何？常见的感染原因有哪些？术前、术中、术后如何预防感染？如已发生感染，如何处理较稳妥

关于术后感染率

由于国内异体肋软骨产品的临床应用近年来才刚刚起步，总体应用病例数相对较少，因此目前尚无确切的感染率相关数据，但从总的应用情况来看，感染发生率相对较低，显著低于膨体、硅橡胶假体及人工软骨，略高于自体肋软骨。

关于常见感染原因

除了产品自身问题及手术无菌操作问题外，主要感染诱因包括：鼻窦炎症或鼻变态反应患者；面部痤疮等头面部感染；多次面部整容史；皮肤及黏膜张力过大；自身免疫力低下；刺激性饮食、月经前期、严重疲劳状态等诱因；熬夜、不良卫生习惯等不健康生活方式。

关于如何预防感染

主要措施应包括：严格进行产品质量审查；严格执行手术无菌操作；术前进行全身感染检查与控制；减少皮肤黏膜组织张力；加宽切口与移植物的安全距离；预防性应用抗生素；调整患者抵抗力和营养状态，如改善肝肾功能或者输注外源性白蛋白等。

关于感染后处理

如已发生感染，建议先进行抗感染、引流和提高机体抵抗力等支持治疗。如因张力过大引起，则需切除部分移植物以减压。如果感染较严重，常规治疗无效，则只能取出异体肋软骨移植物。总体上讲，异体肋软骨作为生物活性材料，生物相容性明显优于膨体、硅橡胶等人工假体，发生感染后部分患者可以控制并自愈，但如感染迁延不愈，则应尽早取出。

5 异体肋软骨植入后是否有吸收？吸收率如何？吸收的影响因素有哪些？如何降低吸收率

关于吸收及吸收率

异体肋软骨体内植入后存在不同程度的吸收是国际公认的，但关于吸收率各篇文章的报道差异很大，有的报道高达25%，也有人报道不到1%。国内各位专家提供的数据也大致在这个范围内，总的来讲差异较大，可能由于异体肋软骨产品总体临床应用病例数相对较少，吸收率在不同患者之间又存在较大差异所致。

关于影响吸收的因素

感染、炎症、张力过大等是比较公认的原因；产品本身的原因也可能导致吸收率产生很大差异，如产品供体来源不同以及前期处理工艺差异会使不同厂家甚至同一厂家不同批次产品的材质存在很大变异；患者自身的体质，如自身免疫问题、超敏体质、瘢痕体质等也可能引发慢性炎症或瘢痕挛缩导致吸收率增加。

关于降低吸收率

针对上述可能影响因素，降低吸收率的主要措施应包括：严格控制适应证和禁忌证；严格控制产品质量审核；避免局部组织张力过大；尽可能减少手术创伤和手术时间（减少创伤引起的炎症）；不留死腔，避免积液；严格控制感染等。

6 异体肋软骨用于鼻整形是否会发生术后变形？变形的影响因素有哪些？如何预防和应对

关于术后变形

异体肋软骨用于鼻整形，术后发生材料本身的变形并不常见，甚至比自体肋软骨发生率还要低，因为其经历过比较严苛的处理，内应力往往已经释放。

关于变形原因

导致术后变形的常见原因主要是支架设计超过了其结构所能提供的机械强度;支架雕刻不当或固定应力方向不稳定,也会导致变形。

关于变形的预防和矫正

降低局部皮瓣组织张力、优化支架雕刻技术(Gibson原则)、改进固定稳定性等可以降低弯曲变形的机会。一旦出现变形,很难自行恢复,只能再次手术矫治。再次手术矫治时可以把软骨取出,在弯曲的一侧进行减张半切开,重新植入固定,基本可以解决弯曲变形问题。

7 异体肋软骨用于鼻整形是否会发生术后外露?常见原因有哪些?如何预防和处理

关于外露发生率及常见原因

异体肋软骨用于鼻整形术后支架外露并不常见。外露通常发生在已经有感染,却没有早期发现和处理的情况下。另外,张力过大或支架离切口太近,也容易导致支架外露。

关于预防外露

避免皮瓣张力过大;支架尽可能放在深部组织,不要离切口太近;注意预防炎症和感染;加强皮瓣及切口术后护理,避免局部皮瓣坏死或切口裂开。

关于外露后处理

发生外露后可根据严重程度综合分析,确定处理方案,具体处理原则与其他常规支架外露基本一致。如果未伴发严重感染,外露材料比较新鲜、致密,在经过修剪过度突出部分、充分引流、换药以及给予营养支持疗法之后,多数情况下可以很快重新修复。但如果经过一两周的保守治疗，仍无法控制感染，切口经久不愈，就不得不采取完整去除异体软骨支架的措施。

8 异体肋软骨在鼻整形中对植入部位是否有选择性？不同植入部位和层次发生感染、吸收、变形及外露的概率有无差异？术中和术后可否使用抗生素和激素预防感染和免疫排斥反应

关于植入部位

异体肋软骨在鼻整形中的很多部位均有应用，但主要用于鼻子下半段的框架性支撑，如鼻中隔、鼻尖，也可捣碎后用于鼻基底、鼻唇沟等。总的来讲，延长比抬高效果略好，植入深层比浅层效果略好，张力越小效果越好，血供越好效果越好。

关于并发症的发生率

张力过大是引发炎症、感染、外露、吸收、变形等各类并发症的主要原因。因此，异体肋软骨鼻整形和其他假体植入类似，张力不宜过大。

关于抗生素和激素使用

术中和术后使用适量的抗生素可在一定程度上预防感染，大部分专家均建议预防性使用。但由于免疫排斥不是异体肋软骨的主要并发症，因此不建议使用激素预防控制炎症和免疫排斥反应。

9 异体肋软骨目前最长随访时间是多久？植入后的最终转归如何？是否认同被纤维结缔组织所取代的说法

关于最长随访时间

异体肋软骨目前国外产品最长随访时间为10～15年，国内产品总体上未超过5年，大多在2年左右。

关于最终转归

异体肋软骨最终转归因人而异，有十几年无明显变化的，也有很快就吸收变形甚至完全消失的，产品本身材质（如捐献者年龄、供体新鲜度、前期处理复杂程度等）、患者个人体质、医生手术技巧、植入部位、植入层次、局部张力以及是否发生严重炎症、感染、外露等各类因素，都可能会影响异体肋软骨的最终转归。

关于结缔组织取代说法

一些患者在二次手术时发现异体肋软骨与本身鼻中隔软骨没有很强地黏合，也未发现明显的吸收后被结缔组织取代的表现，因此被纤维结缔组织取代的可能性较小，更多的是材料本身的吸收和周围组织的填充。

10 异体肋软骨与自体肋软骨相比，在炎症、感染、外露、变形和吸收等方面是否存在差异

关于炎症、感染、外露问题

尽管异体肋软骨具有很好的生物相容性和生物活性，但它的本质仍然是经过灭活和脱细胞的异体组织，缺乏活性细胞及合成代谢功能，因而是没有真正生命力的生物材料，这显然与具有活性细胞和真正生命力的自体肋软骨完全不同，后者可以永久成活而不必担心慢性免疫排斥和降解吸收，而前者显然做不到这一点。因此，在炎症、感染、外露等方

面，自体肋软骨的发生率明显低于异体肋软骨。特别是在发生感染、外露等并发症后的处理原则和预后也存在很大差异。一般来讲，通过保守和支持治疗，植入自体肋软骨者基本都能痊愈，而出现上述严重并发症后，植入异体肋软骨的大部分结局是要取出重新修复。

关于变形问题

在变形问题上，大部分专家认为到目前为止，异体肋软骨与自体肋软骨相比无显著差异，反而是异体肋软骨的发生率相对更低一些。

关于吸收问题

关于吸收率虽然众说纷纭，但是在适应证的严格选择下，排除感染案例后，大部分专家认为异体肋软骨的吸收率并没有明显高于自体肋软骨。

本人觉得颜正安医师这段话写得很有哲理，略做修改后放于此处，敬请大家修正并共勉！

异体肋软骨用于鼻部整形已近半个世纪，虽有很多不同的声音，但不能否认它不是一个不成熟的材料，也不是蒙混FDA过关的害人之物。目前最长的随访文章是15年（美国）以及大于10年（韩国），虽然这两位作者报道的都是很低的吸收率，但并不代表其他文章作者有任何错误。不同研究因素的掌控、变异度的取舍以及统计方式的差别，都会有不一样的答案。至于异体肋软骨是不是最佳的植入材料，并不是几个人可以论断或决定的，有待更多的研究、更多的时间来证明。至于来源的疑问，这牵涉范围似乎超过了医学范畴，如果产品合法、批文合格，其中细故不宜过多揣测。但是告知患者是医生的基本原则，不可以欺骗，尤其是这么大的事情。知情同意是患者的权利，也是医者的义务。生物活性材料在现代医学中有很多的发展，异种会有伦理的担忧，同种会有疾病传染的疑虑，自体细胞也有可能因为基因或是环境变化而发生凋亡或是癌化，更多的研究与更多的学习可以让现代医学更进步，期待未来再生医学的进一步发展可以生产出适合临床应用的自体活体软骨。

最后关于吸收，也许这并不是一件坏事，摒弃硅橡胶、膨体而将异体肋软骨植于鼻尖，其中一个目的就是要避免以往皮肤张力过大而受损。使用软骨于鼻尖就是借助它的弹性、韧度以及生物特质（如吸收），任何手术工艺都没有办法达到100%的精准，当鼻中隔支架过大使皮肤无法承受时，因为软骨的溃缩使皮肤与软骨移植物的临界力量达到平衡，不至于造成皮肤损伤过大而无法修复，所以适当的吸收并不全然是坏事，人体任何器官都是动态的，会生长、凋亡、吸收、再生。随着老化其平衡也一直在改变，整形不只是追求美，更重要的是不违背健康。

第五章

高密度多孔聚乙烯（Medpor）在鼻整形中的应用

1 马晓飞

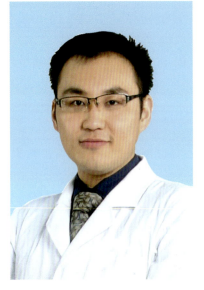

上海交通大学医学院附属第九人民医院整复外科硕士，苏州大学医学院整形外科在职博士。北京金晟整形美容医院院长。

海峡两岸医药卫生交流协会整形美容专业委员会青年委员会委员，中国整形美容协会抗衰老分会青年委员，中华医学会整形外科学分会委员。

鼻整形的至高境界是让一个人整体看起来更有魅力、更舒服、更协调，而不是单纯追求这个鼻子漂不漂亮，更不是一头扎进具体的鼻整形技术里埋头苦干。这个鼻子可以不符合鼻子美学标准，可以低平、短小、圆钝，可以有一定的瑕疵，但只要在这个人脸上整体很舒服，不奇怪，就是成功的。不仅仅是鼻整形，放之其他整形领域亦然。

时刻记着，肉眼里立体的鼻子也是层次结构；透过表面看深层，透过皮肤看到深部的软骨与骨架结构；在研究解剖的同时，考虑一下功能的影响；准确的手术入路和层次感，是成功的前提和必然条件；看诊结束后，你的脑海里已经把鼻子打开做过一遍了；化繁为简，鼻整形的精髓是支架搭建，其无外乎用一些有力量和厚度的软骨或支架改变本身的解剖结构，来达到我们想要的外观。你要做的只有两点：①选择何种软骨或支架；②怎么把这个软骨搭成我们想要的形状。

只要能达到预期外观且长久稳定，你选择的方法越简单越好。

Medpor 的使用心得

借鉴常规软骨搭建方式，但有保留地取舍；在保证效果的基础上，尽可能地减少植入面积；远离切口，尽可能厚地保留黏膜；异体真皮包裹也是一种不错的安全保护措施；考虑到二期取出的复杂性，在初次手术中一定要做好设计；只用于支架搭建，不用于皮下衬垫以及鼻翼鼻尖；适用于东方自然原则是一个永恒的主题。

手术名称：Medpor结合耳软骨、膨体鼻整形术

术前术后对比照片（左为术前，右为术后1年）

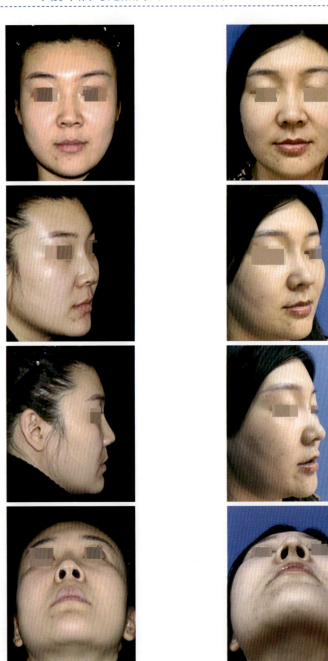

手术名称：Medpor结合耳软骨、膨体鼻整形术

术前术后对比照片（左为术前，右为术后6个月）

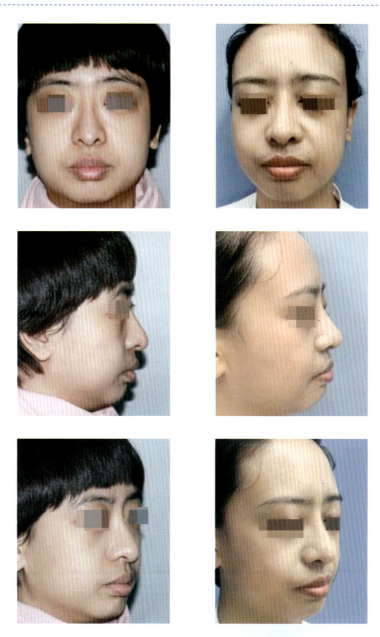

2 吴开泉

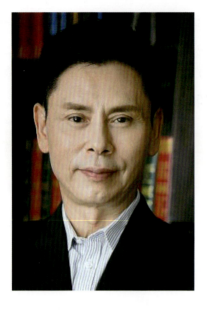

副主任医师。成都天使之翼美容整形医院业务院长。

在国内较早（2003年）开展综合隆鼻手术，Medpor假体在鼻整形手术中使用量居亚洲前列。

基石原理在综合隆鼻中的应用

东亚人种普遍存在鼻部发育欠缺的问题，表现为鼻梁低塌，鼻尖短缩、低埋，导致隆鼻手术形态不佳。多年来在广大美容外科医师不断努力下摸索出了一些解决方法，但操作都较复杂，创伤较大。我们通过多年的理论研究和大量的临床实践，经过对多种方法的探索，最终将基石（建筑地基）原理应用于综合隆鼻术中，收到手术操作简单、手术时间短、创伤小、形态满意的效果。现将手术方法和体会报告如下。

美学标准

我们通过对大量标准鼻型照片进行测量，对传统鼻部美学标准做了部分更正。鼻长约为面长的1/3；鼻宽约为面横径的1/5，约一眼的宽度；鼻根宽度约10mm；鼻尖高度约为鼻长的1/2；鼻小柱较鼻翼缘突出

2~4mm；鼻底应为一等边三角形；鼻孔应为椭圆形，呈八字排列；鼻小柱的宽度应与鼻孔底部的宽度相等；鼻面角为28°~32°（原参考值为30°~35°、29°~33°、30°~50°）；鼻额角为130°~150°；鼻尖角为70°~85°；鼻唇角应为90°（图5-1，图5-2）。

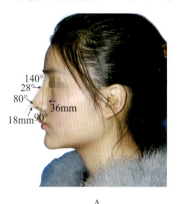 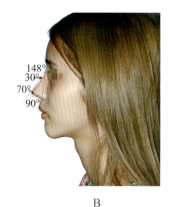

A　　　　　　　　　　　　　B

图5-1　鼻的美学标准

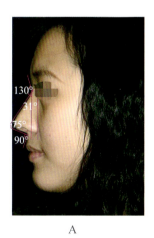 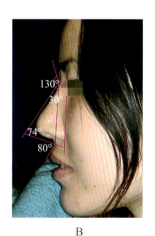

A　　　　　　　　　　　　　B

图5-2　鼻的美学角度

资料和方法

（1）资料：自2013年5月至2017年5月应用该方法完成综合隆鼻手术1327例，其中887例为第一次手术，曾做过单纯隆鼻手术1~3次的339例，综合隆鼻术后修复101例，术后效果满意，无严重并发症发生。

（2）方法

1）术前检查及效果评估：观察鼻部皮肤健康状况（有无炎症、瘢痕等）及质地（鼻背组织厚薄、张力情况）；用手牵拉鼻头部软组织，判断鼻尖、鼻小柱的延伸效果；检查鼻腔有无病变或炎症。

2）了解顾客的诉求，做好术前沟通并做文字记录存档工作。

3）麻醉一般以基础＋局麻为主，也可采用局麻、静脉全麻或气管插管全麻。

4）手术操作：常规消毒铺巾，取耳软骨和0.85mm厚的Medpor补片备用。做通过鼻小柱基底的飞鸟切口，沿鼻翼软骨表面分离，充分暴露鼻背部软骨及鼻骨；松解鼻翼软骨与相邻组织的纤维联结；锐性分开两侧鼻翼软骨内侧脚间及穹隆部软组织，暴露鼻中隔前棘，并于鼻中隔前棘两侧软骨膜下做适当分离；根据鼻翼软骨复合瓣的延伸情况设计L形鼻假体；取5mm、10mm Medpor补片两片固定在鼻中隔前棘基部；植入鼻假体，将假体脚与Medpor补片固定，测定鼻翼软骨复合瓣和皮肤软组织瓣对假体的覆盖情况；将耳软骨固定在假体鼻尖部；将鼻翼软骨复合瓣与耳软骨缝合固定，检查无误后缝合切口，手术完成。

（3）讨论：综合隆鼻主要是针对鼻头部发育缺陷所致的鼻尖短缩、低埋以及鼻梁低平。鼻尖的位置和形态尤为重要，直接影响鼻子的整体形态。由于鼻尖呈游离盲端，当鼻尖发育欠缺影响美观需要手术改善时，延伸鼻尖的长度和高度并形成可靠依托固定至关重要，所以调整鼻尖的位置和形态是隆鼻的核心，也是该手术的最难点。

通常情况下，我们将综合隆鼻分为两大类，即基本综合隆鼻和复杂性综合隆鼻。前者是指针对鼻尖短缩、低埋及鼻梁低平者，后者是指针对在前者的基础上同时伴有其他畸形，如宽鼻、歪鼻、鼻头肥大、鼻翼上缩或下垂等。

大道至简是做任何事情的极致追求。美容整形专业也一样，用简单的方法解决复杂问题，用最小的创伤达到最佳的效果，是美容整形医师选择的目标。扎实的外科基本功、丰富的临床实践经验、不断学习总结和良好的美学修养是必备条件。

隆鼻手术发展到现在已经比较成熟了，虽然方法各异，但其核心内容都是以建立鼻尖的位置和形态为主，协调鼻梁为辅，只有这样才能全方位解决鼻子的高度、长度和角度等问题。

我们受建筑基石原理启发，以Medpor补片作为支撑点，将假体鼻尖、鼻小柱固定在可靠位置，解决了隆鼻术后鼻尖形态不理想或后期变形等问题。该方法减少了手术程序和尽可能地减少了对其他正常组织的破坏，同时又能达到理想效果，这样也符合现代外科向微创方向发展的宗旨。

手术名称：膨体隆鼻，鼻尖抬高延长＋Medpor假体鼻小柱整复＋宽鼻截骨＋左耳软骨切取术

术前术后对比照片（左为术前，右为术后3个月）

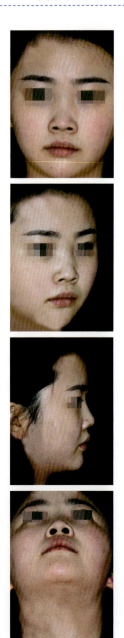
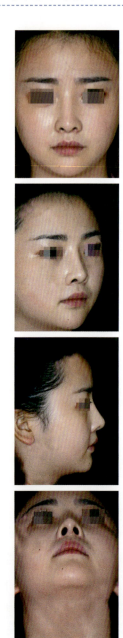

3 张晨

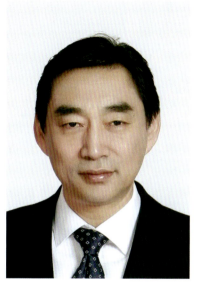

大连大学整形外科研究所教授，主任医师，医学博士。兼职沈阳美莱医疗美容医院院长。

国际美容整形外科学会（ISAPS）Faculty成员（京都，2016；迈阿密，2018），中国整形美容协会抗衰老分会副会长、鼻整形分会常委，中国非公立医疗机构协会整形与美容专业委员会鼻整形美容分委会主任委员，中国中西医结合学会医学美容专业委员会鼻整形分会副主任委员，辽宁省医学会整形外科学分会候任主任委员。

1　Medpor假体鼻整形的适应证、禁忌证

适应证

（1）美容性的初次鼻形重塑，对鼻尖突度没有过高要求（＜2.5cm）。

（2）轻度短鼻，延长2cm以内。

（3）鼻中隔偏曲的鼻下端力学重建。

（4）唇腭裂继发鼻畸形的矫正。

（5）歪鼻矫正辅助，减低弯曲软骨记忆性。

禁忌证

（1）严重的鼻炎、副鼻窦炎症。

（2）鼻中隔穿孔及萎缩性鼻炎。

（3）酒糟鼻或其他围术区局灶性感染。

（4）反复手术或严重外伤所致的局部瘢痕增生或挛缩鼻。

（5）有过反复鼻部手术感染史。

（6）明显的异物敏感体质。

（7）鼻部皮肤罩硬化无弹性者。

2 Medpor 隆鼻的感染及排异率

Medpor 隆鼻的感染率随不同的施术医师和医学报告而有极大差异，显示与术者熟练度、病患本身条件、操作技巧有相关性。病患的适应证选择也极为重要。个人用于 SEG 和鼻小柱支撑杆。其中鼻小柱支撑杆的感染率为 5.1%，无排异发生。

3 鼻背放置 Medpor 假体有无外露风险？如何处理降低风险？是否需要组织筋膜包裹

个人不建议在鼻背放置 Medpor 假体，如果一定要放，厚度不宜超过 3mm，且放置层次在鼻背筋膜深面。外表包裹筋膜有利于植入后的稳定性。假体越大，张力越大，外露的风险就越大。

4 Medpor 材料可否促进软骨及骨组织吸收

目前报告没有认为 Medpor 材料会促进软骨及骨组织吸收，人工骨广泛用于颜面整形，包括下巴。个人的实验研究表明，在鼻中隔两侧，

SEG会导致其间的软骨出现坏死。

5 Medpor材料用于鼻尖支架搭建时，张力对材料的影响

张力不会导致材料变形，但张力过大会导致材料偏斜。而材料如果不发生移位，则会发生张力最大处皮肤破溃的危险。

6 鼻尖支架搭建时的缝线要求

缝线以5-0 PDS线为佳，辅以4-0尼龙线。

7 Medpor假体植入的层次

本人只用于SEG和鼻小柱支撑杆，前者放在鼻中隔软骨和黏软骨膜之间，后者放在鼻翼软骨内侧脚之间。

8 Medpor后期有无变形可能

未见Medpor后期变形的情况。

9 Medpor可否植于鼻中隔黏软骨膜下？有无外露风险

Medpor可放在鼻中隔黏软骨膜下，不宜露出。但如果植入膜性鼻中隔内的话，由于Medpor很硬，鼻尖移动会导致黏膜破损、Medpor外露。

10 Medpor材料植入对二次手术的影响如何

二次手术时因鼻中隔软骨的弱化，需要肋软骨作为移植材料。

手术名称: 膨体、Medpor 隆鼻＋鼻尖抬高、延长、缩小＋鼻中隔软骨和左耳软骨切取术

术前术后对比照片（左为术前，右为术后3个月）

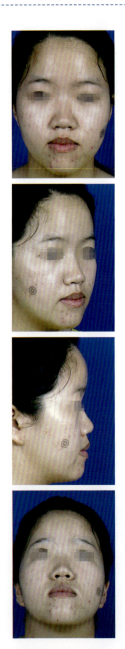
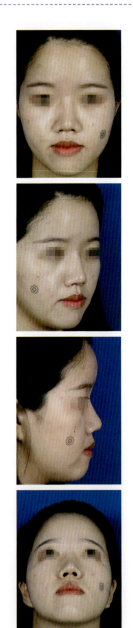

4 俞哲元

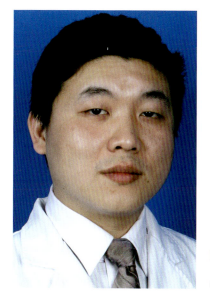

医学博士。上海交通大学医学院附属第九人民医院整复外科主治医师。

中国医师协会美容与整形医师分会颅颌面亚专业委员会委员，中国整形美容协会颅颌面外科分会常务理事、精准与数字医学分会理事，中华医学会数字医学分会第一、二届青年委员，中华医学会整形外科学分会及数字化小儿整形外科、颅颌面外科专业学组委员，中国康复医学会修复重建外科专业委员会颅颌面外科学组委员。

1　Medpor假体鼻整形的适应证、禁忌证

超薄Medpor可以替代部分软骨组织辅助构建鼻下端力学结构，达到重塑鼻形、减少供区损伤、规避全麻手术风险的目的，在鼻部美容及畸形修复等领域都有着广泛的应用价值。

适应证

（1）美容性的初次鼻形重塑。

（2）轻度与中度短鼻、挛缩鼻的治疗。

（3）轻度与中度Binder综合征患者的治疗，可结合鼻基底充填使用。

（4）鼻中隔偏曲的鼻下端力学重建。

（5）唇腭裂继发鼻畸形的矫正。

（6）歪鼻矫正辅助，减低弯曲软骨记忆性。

禁忌证

（1）严重的鼻炎、副鼻窦炎症。

（2）鼻中隔穿孔及萎缩性鼻炎。

（3）酒糟鼻或其他围术区局灶性感染。

（4）反复手术或严重外伤所致的局部瘢痕增生或过度挛缩。

（5）有过反复鼻部手术感染史。

（6）明显的异物敏感体质。

（7）鼻部皮肤罩硬化无弹性者。

2　Medpor隆鼻的感染及排异率，假体的预处理方法与技巧

Medpor隆鼻的感染率随医学报告而有较大的差异，与术者熟练度、操作技巧有相关性。病患的适应证选择也极为重要。颅颌面部Medpor植入的整体感染率报道为1/500～1/200。从目前的随访数据来看，Medpor在鼻部植入的感染率并未明显高于颅颌面部其他部位。

在假体预处理方面，要根据鼻部条件选择假体类型，假体雕刻厚度要略薄于膨体，长度根据鼻尖延伸情况而定，避免有假体锐角。植入前浸泡抗生素溶液、减少与空气接触的时间、避免与带纤维的敷料直接接触等是所有多孔隙生物材料的常规操作方法，Medpor也一样。

3 鼻背放置Medpor假体有无外露风险？如何处理降低风险？是否需要组织筋膜包裹

张力越大，假体外露风险越高。为了降低风险，术中宜深层放置，在下外侧软骨或上外侧软骨区域以放置于接近软骨膜层为主，在鼻中隔部位则放置在软骨膜下层。对于鼻背软组织较薄的情况，可以使用组织片，包括自体颞筋膜、自体真皮、异体真皮或人工生物补片等保护包裹。

4 Medpor材料可否促进软骨及骨组织吸收

目前报告没有认为Medpor材料会促进软骨及骨组织吸收。Medpor广泛用于颜面整形，包括颏、颧、额、眶等，均未见促进骨或软骨组织吸收的报道。Medpor假体的纳米微孔（150～400μm）比膨体大得多，有利于纤维组织和毛细血管长入，对骨或软骨的营养有充分的保障。

5 Medpor材料用于鼻尖支架搭建时，张力对材料的影响

在轻度张力的情况下，Medpor可以辅助软弱的软骨支撑，帮助重建鼻下端力学结构。但如果张力过大，则会导致局部皮肤或黏膜瓣血液循环不佳，进而影响切口愈合，引起进一步的感染、炎症、组织吸收挛缩等表现。

6 鼻尖支架搭建时的缝合注意事项及技巧和缝线的要求

Medpor与软骨间的缝线以5-0 PDS线为佳。在搭建时应注意两侧鼻翼固定的对称度；皮肤切口张力不要太大；切口要确保对合良好，尤其是穹隆部。

7　Medpor假体植入的层次

确保深层植入。在下外侧软骨或上外侧软骨区域以放置于接近软骨膜层为主，在鼻中隔部位则放置在软骨膜下层。

8　Medpor后期有无变形可能？如何预防

Medpor不会有压缩变形的问题，也不会像硅橡胶一样形成包膜进而挛缩显形，本身几乎不会有扭曲变形的情况。但如果所搭建的鼻下端力学结构不平衡的话，仍然会有偏曲、移位、旋转的可能，因此实际使用的手术医师应当对鼻重塑的力学平衡原则有比较深刻的理解。

9　Medpor可否植于鼻中隔黏软骨膜下？有无外露风险

使用超薄的型号，保证鼻中隔黏软骨膜完整，充分松解后无张力放置，避免鼻中隔血肿的发生，可以显著减少黏软骨膜下Medpor植入外露的风险。

10　Medpor材料植入对二次手术的影响如何

Medpor材料不形成包膜，与周围组织之间的瘢痕较为柔软、分离界限明确，植入后对正常的解剖组织结构几乎没有破坏，不会对二次手术产生负面影响。

手术名称：Medpor辅助鼻中隔延长鼻尖成形术＋耳甲腔软骨切取术

术前术后对比照片（左为术前，右为术后11个月）

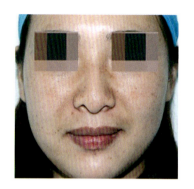
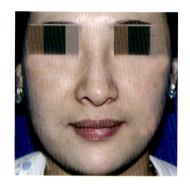
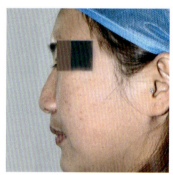
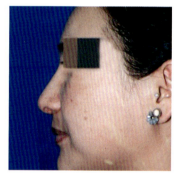
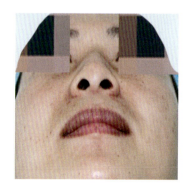
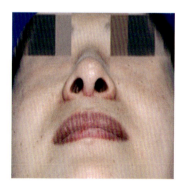

5 黄志祥

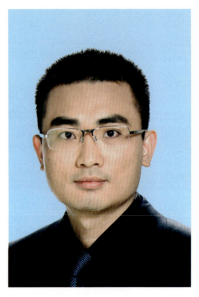

副主任医师，医疗美容主诊医师。北京伊美尔医疗美容医院整形外科主任。

1　Medpor假体鼻整形的适应证、禁忌证

适应证：鼻尖整形，包括鼻尖挛缩；主要针对短鼻延长以及鼻尖抬高。

禁忌证：鼻黏膜缺损。

2　Medpor隆鼻的感染及排异率，假体的预处理方法

Medpor隆鼻的感染率极低，本人粗略估计在1‰左右，感染后通过抗感染处理即可恢复。预处理用庆大霉素和地塞米松盐水溶液浸泡。

3　鼻背放置Medpor假体有无外露风险

本人没有在鼻背放置过Medpor，所以对其不能发表个人观点。

4　Medpor材料可否促进软骨及骨组织吸收

Medpor材料不会促进软骨及骨组织吸收。软骨的吸收与手术方式有关，与材料无关。

5　Medpor材料用于鼻尖支架搭建时，张力对材料的影响

Medpor材料本身强度够，鼻尖张力本身对材料不会产生影响。至于张力导致的鼻尖歪斜，个人认为与两侧张力的平衡与支架搭建有关，张力本身不会导致材料弯曲。

6　鼻尖支架搭建时的缝合注意事项和缝线的要求

鼻尖搭建最重要的就是对张力的处理。本人常用5-0 PDS线缝合。

7　Medpor假体植入的层次

本人只植入鼻中隔软骨膜下层。

8　Medpor后期有无变形可能

Medpor后期不会变形。

9　Medpor可否植于鼻中隔黏软骨膜下？有无外露风险

本人更愿意称其为鼻中隔软骨膜层下。鼻中隔黏膜层很多，如果放置过浅，影响鼻中隔黏膜的血供滋养，或者手术损伤了黏膜的血供滋养层，术后出现假体外露的概率就会高。

10　Medpor材料植入对二次手术的影响如何

如果单纯植入Medpor，而且植入的方式合适，对二次手术影响不大。当患者对鼻形不满意时，本人有时会给患者做第二次调整。对手术的影响肯定与材料本身无关，而是与手术医师有关。

手术名称：Medpor＋自体耳软骨＋膨体鼻整形术

术前术后对比照片（左为术前，右为术后3个月）

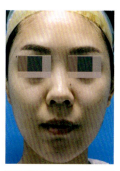
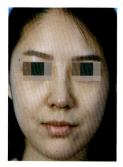
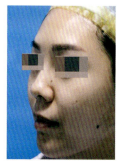
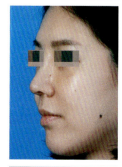
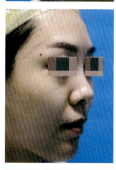
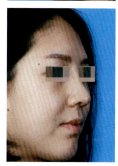
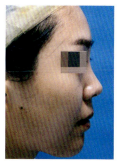
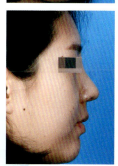

6 许英哲（建议与共识）

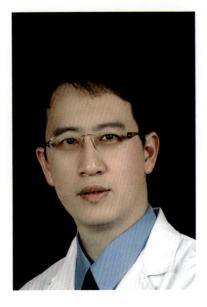

台湾光泽医疗集团主任医师，莱佳形象美学诊所院长。

1 Medpor假体鼻整形的适应证、禁忌证

超薄Medpor可以替代部分软骨组织辅助构建鼻下端力学结构，达到重塑鼻形、减少供区损伤、规避全麻手术风险的目的，在鼻部美容及畸形修复等领域都有着较高的应用价值。

适应证

（1）美容性的初次鼻形重塑。

（2）轻度与中度短鼻、挛缩鼻的治疗。

（3）鼻中隔偏曲的鼻下端力学重建。

（4）唇腭裂继发鼻畸形的辅助性矫正。

（5）歪鼻矫正辅助性支撑，减低弯曲软骨记忆性。

禁忌证

（1）严重的鼻炎、副鼻窦炎症。

（2）鼻中隔穿孔及萎缩性鼻炎。

（3）酒糟鼻或其他围术区局灶性感染。

（4）反复手术或严重外伤所致的局部瘢痕增生或过度挛缩。

（5）有过反复鼻部手术感染史。

（6）明显的异物敏感体质。

（7）鼻部皮肤罩硬化无弹性者。

（8）鼻黏膜缺损。

2 Medpor隆鼻的感染及排异率，假体的预处理方法与技巧

颅颌面部Medpor植入的整体感染率报道为1/500～1/200。但Medpor在鼻整形手术的感染率随医学报告而有较大的差异，从1/100甚至更低，到20/100都有，与术者熟练程度、操作技巧有相关性。病患的适应证选择也极为重要。在假体预处理方面，要根据鼻部条件选择假体类型，假体雕刻厚度要略比膨体薄，长度根据鼻尖延伸情况而定，避免有假体锐角。植入前浸泡抗生素溶液、减少与空气接触的时间、避免与带纤维的敷料直接接触等是所有多孔隙生物材料的常规操作方法，Medpor也一样。使用上应避免让Medpor人工性材料承受过大张力，剥离时避免鼻中隔黏膜破损，有助于减少感染以及排异的发生。

3 鼻背放置Medpor假体有无外露风险？如何处理降低风险？是否需要组织筋膜包裹

张力越大，假体外露风险越高。为了降低风险，术中宜深层放置，在下外侧软骨或上外侧软骨区域以放置于接近软骨膜层为主，在鼻中

隔部位则放置在软骨膜下层。对于鼻背软组织较薄的情况，可以使用组织片，包括自体颞筋膜、自体真皮、异体真皮或人工生物补片等保护包裹。

4 Medpor材料可否促进软骨及骨组织吸收

目前报告没有认为Medpor材料会促进软骨及骨组织吸收。Medpor广泛用于颜面整形，包括颏、颧、额、眶等，均未见促进骨或软骨组织吸收的报道。Medpor假体的纳米微孔（150～400μm）比膨体大得多，实验基础上是有利于纤维组织和毛细血管长入，对骨或软骨的营养并无明显影响。

5 Medpor材料用于鼻尖支架搭建时，张力对材料的影响

在轻度张力的情况下，Medpor可以辅助软弱的软骨支撑，帮助重建鼻下端力学结构。但如果张力过大，则会导致局部皮肤或黏膜瓣血液循环不佳，进而影响切口愈合，引起进一步的感染、炎症、组织吸收挛缩等表现。

6 鼻尖支架搭建时的缝合注意事项及技巧和缝线的要求

Medpor与软骨间的缝线以 5-0 PDS 线为佳。在搭建时应注意两侧鼻翼固定的对称度；皮肤切口张力不要太大；切口要确保对合良好，尤其是穹隆部。

7 Medpor假体植入的层次

确保深层植入。在下外侧软骨或上外侧软骨区域以放置于接近软骨

膜层为主，在鼻中隔部位则放置在软骨膜下层。层次以尽量深层为佳。

8　Medpor后期有无变形可能？如何预防

Medpor不会有压缩变形的问题，也不会像硅橡胶一样形成包膜进而挛缩显形，本身几乎不会有扭曲变形的情况。但如果所搭建的鼻下端力学结构不平衡的话，仍然会有偏曲、移位、旋转的可能，因此实际使用的手术医师应当对鼻重塑的力学平衡原则有比较深刻的理解。

9　Medpor可否植于鼻中隔黏软骨膜下？有无外露风险

Medpor以放置在鼻中隔软骨膜层下为原则。鼻中隔黏膜层很多，如果放置过浅，影响鼻中隔黏膜的血供滋养，或者手术损伤了黏膜的血供滋养层，术后出现假体外露的概率就会高。使用超薄的型号，保证鼻中隔黏软骨膜完整，充分松解后无张力放置，避免鼻中隔血肿的发生，如此可以减少黏软骨膜下Medpor植入外露的风险。

10　Medpor材料植入对二次手术的影响如何

Medpor材料不形成包膜，植入后对正常的解剖组织结构没有破坏，不会对二次手术产生负面影响。如果前次手术是由Medpor本身完成的手术，需要二次调整的，无炎症产生时则和常规二次手术一样，不会因为材料的使用造成更多的瘢痕粘连而影响二次操作。对于经历多次鼻整形手术后的患者，如果黏膜及皮肤软组织充足、质地弹性可接受的，手术操作继续用Medpor是可以考虑的方法之一。但若鼻部本身组织有限，操作张力较高的，无法剥离清楚软骨层次者，使用人工材料都是不合适的，应谨慎考虑。

唇裂鼻畸形的整形美容

1 王健

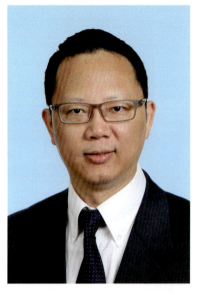

上海交通大学医学院附属第九人民医院整复外科副主任医师，副教授，硕士生导师。

中华医学会整形外科学分会唇腭裂、数字化专业学组委员，中国医师协会小儿整形外科专业委员会委员。

1 患侧鼻尖、鼻翼塌陷的原因是什么？塌陷的修复需要移植软骨还是仅靠原有软骨或肌肉调整即可

患侧鼻尖、鼻翼塌陷的直接原因按出现的概率和权重排序，分别是：患侧下侧鼻软骨（鼻翼软骨）各亚单位的移位；软骨三维结构变形；软骨发育不良。通常每位患者都会同时出现以上三种因素。口轮匝肌力量不平衡是导致鼻小柱基底位置异常和鼻翼外扩的直接原因，患侧梨状孔扩大是鼻翼塌陷的直接原因。针对以上病理解剖结构的异常，做口轮匝肌复位以矫正鼻小柱偏斜和内收鼻翼，做软骨移植来抬高塌陷的患侧鼻尖和鼻翼。

2 如何预防鼻尖、鼻翼塌陷及鼻小柱、中隔偏斜纠正后复发？术后鼻孔填塞对塑形和预防复发有无作用？需填塞多久

要降低复发，必须针对病理解剖结构做彻底的松解（包括鼻腔衬里的松解）、肌肉、软骨的复位和软骨结构的增强。鼻模的支撑佩戴是有效的，建议术后3个月24小时佩戴，3~6个月12小时（夜间）佩戴。

3 一期唇裂修复时同期行鼻整复还是分期做？同期做对鼻的发育有多大影响？唇裂鼻整复的最佳年龄是几岁

一期唇裂修复时只做口轮匝肌分区重建，以矫正鼻小柱偏斜和内收鼻翼，抬高鼻底。不主张解剖菲薄的鼻翼软骨。据我们观察，一期软骨手术通常对软骨发育有负面影响。彻底的鼻整形一般在鼻发育完成之后，即女性16周岁以后、男性18周岁以后。

4 除了大的轮廓外形的恢复，针对一些较为困难的精细的解剖结构修复，目前有哪些比较好的方法

精细的解剖结构修复（如鼻坎、人中嵴、人中窝、唇珠的重建等），要根据口轮匝肌的精细解剖进行分区的功能重建（可参考三单位肌肉重建法唇裂修复术）。

5 患侧鼻孔内的条状挛缩带如何处理？患侧鼻孔缘经常下垂使鼻孔显小和显低，需要修去鼻缘组织还是采取其他方法

患侧鼻孔内条状突出的病理基础是：鼻翼软骨外侧脚随扩大的梨状孔而向外下方移位，导致软骨尾侧缘紧张，从而突出于鼻腔前庭。解决策略为：①鼻翼软骨外侧脚脱套并与梨状孔附着点断离；②使外

侧脚复位；③重新定位外侧脚和前庭皮肤的关系。软骨的复位可以改善患侧鼻尖、鼻翼、鼻孔的外形，如果患侧鼻孔缘还有下垂，可做鼻孔边缘修整。

6 健患侧相差明显，难以接近时，是否主张调整或牺牲健侧组织而力求双侧对称

健患侧相差明显，难以接近时，可以考虑健侧组织部分切除。

7 患侧鼻底塌陷的评估与矫正方法

术前三维CT和触诊可以评估患侧鼻底塌陷的情况。严重的骨缺损可以进行硬组织（骨、软骨）移植；轻中度骨缺损或肌肉分离，通过鼻底肌肉复位就可以明显改善。后期还可以通过颗粒脂肪移植进一步修饰。

8 患侧鼻翼有时下移（水平位置低），如何整复

患侧鼻翼有时下移，通常都伴随患侧唇下移，通过口轮匝肌鼻唇束的复位，可以一起解决。

9 唇裂鼻二次修复的重点

唇裂鼻二次修复的重点就是要重新恢复鼻部骨、软骨支架结构的位置；增强软骨结构；去除陈旧瘢痕，恢复软组织罩的顺应性；调整软组织罩和支架结构的关系。

10 唇裂鼻修复的最新理论、技术和进展

鼻唇部肌肉的复位和力学平衡的重建是唇裂鼻修复的基础；参考综合鼻整形的支架结构的搭建是关键；软组织罩的调整会影响到细节的呈现。

手术名称：自体耳软骨移植鼻翼软骨重建唇裂鼻整复术

术前术后对比照片（左为术前，右为术后3个月）

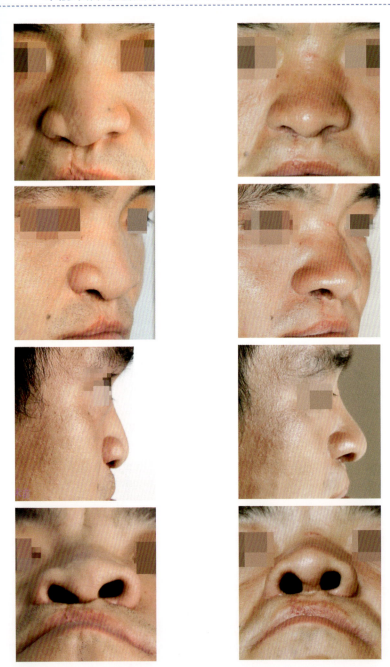

2 牛永敢

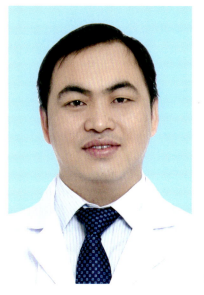

外科学博士,副主任医师。
郑东美美医疗美容门诊部院长。

中国整形美容协会鼻整形分会常委,中华医学会整形外科学分会鼻整形专业学组委员。

擅长眼、鼻整形美容手术。

1 患侧鼻尖、鼻翼塌陷的原因是什么？塌陷的修复需要移植软骨还是仅靠原有软骨或肌肉调整即可

唇裂患者鼻尖、鼻翼塌陷的发生原因可以从三个方面考虑：

（1）上颌骨、鼻棘、鼻中隔及梨状孔周围的发育，它们与下外侧软骨之间的连接情况。

（2）口鼻周围肌肉异位及上次手术复位情况。

（3）下外侧软骨的大小、形状、力量及其所在的位置。

其修复应根据外形情况分析产生的具体原因，进行对因治疗。首先要保证基底的稳定与对称，保证术后肌力对结构影响的均衡。其次才考虑是否需要移植软骨，而移植与否主要取决于患者软骨的发育及位置。

2 鼻尖、鼻翼塌陷及鼻小柱、中隔偏斜纠正后为什么容易复发？如何预防？术后鼻孔填塞对塑形和预防复发有无作用？需填塞多久

术后复发的原因是：

（1）软组织尤其是肌肉复位不完全或者力量失衡。

（2）支架结构未能得到真正的内应力释放、复位和借助周围组织或移植物进行加强。

（3）支架结构与软组织之间的空间位置再分布不均衡。

针对以上几点的彻底纠正是预防复发的关键。

术后填塞或使用鼻模无法纠正畸形，但有助于对手术结束时效果的维持。推荐术后72小时使用填塞，有助于组织贴合与黏附；尽可能长时间地使用鼻模，最好能超过半年，尤其是在未使用软骨移植物时。

3 除了大的轮廓外形的恢复，针对一些较为困难的精细的解剖结构修复，目前有哪些比较好的方法

在骨性结构稳定、基本对称的情况下，精细结构的重塑一般取决于：

（1）肌肉的精确复位、肌肉的力量方向和不同方法的肌肉缝合。

（2）局部皮瓣的灵活应用，尤其是形成鼻坎时，需要充分借用周围组织的张力和长度，以换取局部的隆起。

（3）形成明显的立体结构与手术缝合的方法及次序也密切相关。

4 患侧鼻孔内的条状挛缩带如何处理？患侧鼻孔缘经常下垂使鼻孔显小和显低，需要修去鼻缘组织还是采取其他方法

鼻孔内条状挛缩带的处理一般有三种方法：

（1）打断挛缩带，设计V-Y推进或者Z改形。

（2）外侧脚与软组织分离，进行局部软组织再分布，借用软骨移植物的力量如外侧脚支撑移植物进行维持。

（3）外侧脚与软组织分离，软骨加强，黏膜行Z改形。

鼻孔缘下垂主要与肌肉复位不完全有关，一般不推荐手术切除，应针对病因进行纠正。

5 健患侧相差明显，难以接近时，是否主张调整或牺牲健侧组织而力求双侧对称？去除的量有无限制

个人主张首先尽可能通过患侧的调整来获得对称性，常规方法无法奏效时，可采用鼻翼基底释放手术结合局部皮瓣改形、缝线埋置等进行。在这些操作完成后，如果仍存在明显不对称，对健侧的适量切除亦可考虑。但原则是切除量宁少勿多。

6 患侧鼻底塌陷的评估与矫正方法

鼻底塌陷的根本原因是上颌骨发育不良和肌肉错位。评估可使用影像学手段结合临床上的手法做推挤试验。

矫正方法包括：

（1）上颌骨的纠正。行齿槽骨植骨、上颌前徙或者牵引、正畸手术。

（2）组织量不足的补充。可使用移植物或假体。移植物包括软骨或

脂肪，假体材料包括Medpor、硅橡胶、膨体、羟基磷灰石。

（3）肌肉复位，不仅仅是口轮匝肌的复位或力量重建，还包括提上唇鼻翼肌、鼻中隔降肌等。

7 患侧鼻翼有时下移（水平位置低），如何整复

鼻翼基底的下移整复包括：

（1）口鼻周围肌肉的复位及力量均衡。

（2）局部皮瓣转移，立体Z改形设计。

（3）鼻腔内组织切除。

手术名称：唇裂术后唇鼻畸形修复（肋软骨）

术前术后对比照片（左为术前，右为术后7个月）

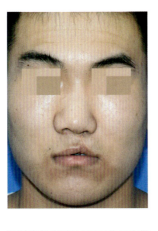
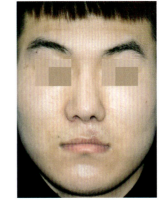
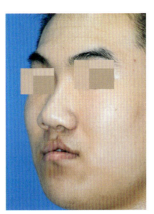
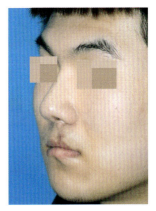
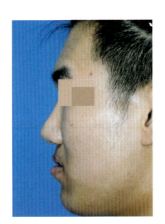
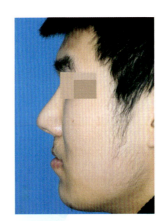

鼻整形手术
精品集萃(第二辑)

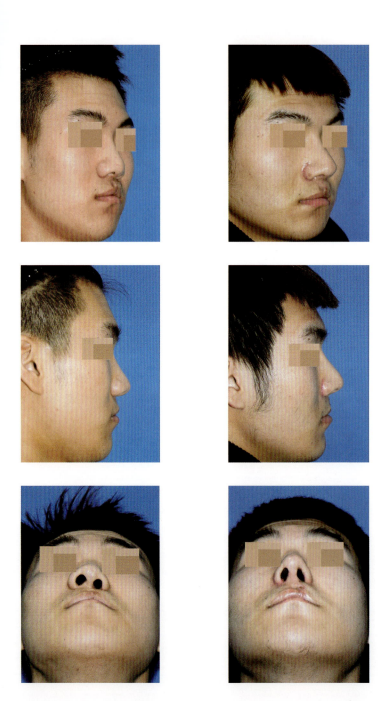

206

手术名称：唇裂术后唇鼻畸形修复术（肋软骨）

术前术后对比照片（左为术前，右为术后6个月）

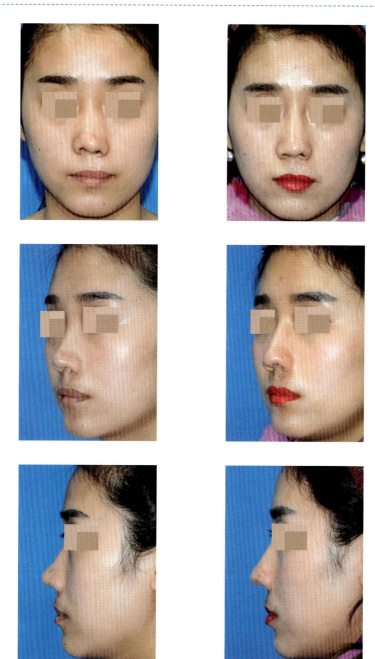

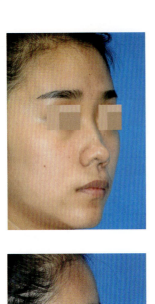
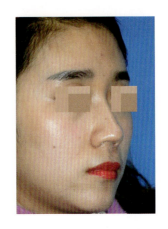
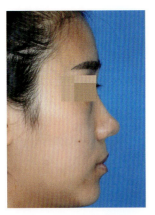
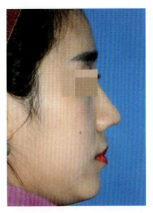
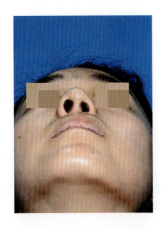
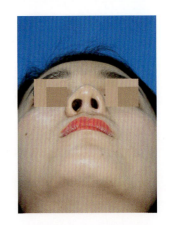

3 朱洪平

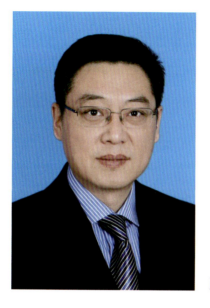

医学博士。北京大学口腔医院口腔颌面外科副主任医师。

中华口腔医学会唇腭裂专业委员会常委、学术秘书，微笑列车唇腭裂修复慈善项目医学专家指导委员会秘书，中国医师协会小儿整形外科专业委员会常委，美国腭–颅面裂协会（ACPA）会员。

1 患侧鼻尖、鼻翼塌陷的原因是什么？塌陷的修复需要移植软骨还是仅靠原有软骨或肌肉调整即可

唇裂鼻畸形的主要特点是鼻尖宽大和鼻翼塌陷，发生机制与唇裂导致的口轮匝肌中断、鼻周肌肉附着异常、两侧肌肉张力不平衡有关。大多数不存在原发性软骨发育异常，鼻翼软骨变形普遍存在。对于单纯鼻翼软骨变形、异位的，有效解剖复位、缝合固定即可；对于鼻翼软骨外侧脚、内侧脚发育不良者，需要软骨植入来增加鼻小柱高度，改善鼻尖突度和患侧鼻背突度。

2 鼻尖、鼻翼塌陷及鼻小柱、中隔偏斜纠正后为什么容易复发？如何预防？术后鼻孔填塞对塑形和预防复发有无作用？需填塞多久

鼻畸形整复中鼻翼塌陷、鼻中隔偏斜复发的主要原因是鼻周肌肉张力不平衡。鼻翼塌陷复发的原因可能还与术中切断、未能重建外侧脚卷轴区连接以及术后缺乏足够长时间的鼻翼形态保持有关。鼻中隔偏斜复发的另一个重要原因是术中未能彻底矫正鼻中隔软骨的偏斜。单纯靠缝合肌肉牵拉矫正鼻小柱偏斜，往往不能获得稳定的效果。术后鼻孔填塞对于塑形和防止复发有很大作用。鼻翼瘢痕挛缩的最严重时期常常是术后1个月左右，到3个月时才能基本稳定，因此术后除鼻腔填塞外，本人更多的是佩戴鼻模，方便长期使用和清洁。

3 一期唇裂修复时同期行鼻整复还是分期做？同期做对鼻的发育有多大影响？唇裂鼻整复的最佳年龄是几岁

鼻畸形的发生与唇裂的发生是同时的，从机制来看主要是因为鼻周肌肉的异常附着和肌肉张力失衡导致的软骨变形所致。因此，在唇裂修复的同时，积极进行鼻周肌肉异常附着矫治、简单开放性软骨形态复位等一期鼻畸形修复已是唇裂修复的重要内容，可以有效改善、减轻远期鼻畸形的程度。这一点众多学者已有长达数十年的临床观察，美国颅面-腭裂协会（The American Cleft Palate-Craniofacial Association，ACPA）《唇腭裂治疗指南》自1993年第一版中就明确提出了在唇裂修复同时可以进行开放性鼻畸形整复。有限的软骨表面解剖复位固定，不会对远期软骨发育造成明显的不良影响，反而可以大大减少二期鼻整形的概率。

本人目前在唇裂修复同时恒定进行一期鼻畸形整复，此方法同样适

用于学龄前儿童以及青少年儿童中如果伴有明显鼻畸形，存在改善鼻外形诉求的患者。对于彻底性鼻畸形整复，建议男性在15岁以后，女性在13岁以后。当然，鼻畸形的最佳整复时机，除年龄因素外，一定还要综合考虑患者的颌骨、牙列畸形等因素，再制订治疗计划。

4 除了大的轮廓外形的恢复，针对一些较为困难的精细的解剖结构修复，目前有哪些比较好的方法

精细结构重建是修复的难点，目前主要还是通过肌肉松解、重叠缝合等方法来实现。

5 患侧鼻孔内的条状挛缩带如何处理？患侧鼻孔缘经常下垂使鼻孔显小和显低，需要修去鼻缘组织还是采取其他方法

单侧唇裂鼻畸形基本都伴有鼻孔上缘下垂、鼻孔长轴方向不对称问题，常用的方法是使用Tajima切口进行修正。对于婴幼儿早期鼻畸形整复，常需要适当切除部分鼻孔缘组织；对于成人鼻整形，因患侧鼻翼明显抬高，鼻腔内侧存在软组织不足问题，因此不需要切除鼻孔缘组织，而需将其充分转移到鼻腔内。同时将鼻孔内条状增生带组织进行Z字改形，既可消除条状增生带，又可进一步增加鼻孔内侧的黏膜量。

6 健患侧相差明显，难以接近时，是否主张调整或牺牲健侧组织而力求双侧对称

除非万不得已，尽量不通过破坏健侧鼻翼组织来恢复双侧的对称性。做这一决定，需要充分告知患者手术的风险，征得其同意。

7 患侧鼻底塌陷的评估与矫正方法

单侧唇裂鼻畸形的矫正难点之一就是重建鼻底的对称性。鼻底塌陷的主要原因是牙槽突裂的存在造成患侧梨状窝下缘骨缺损，以及患侧小牙槽骨段塌陷。术前需要充分评估鼻底塌陷的原因和程度。严重者在鼻畸形整复前最好先行牙槽突裂植骨手术，或正畸治疗将内陷的牙槽骨段外扩；轻度者可以同期进行有限鼻周肌肉解剖复位，改善鼻底塌陷畸形。

8 患侧鼻翼有时下移（水平位置低），如何整复

患侧鼻翼位置下移或上移也是唇裂术后常见继发畸形，多是一期唇裂修复时肌肉错位缝合牵拉所致。一般通过再次进行肌肉脱套性解剖，调整肌肉和皮肤的缝合位置，基本能够矫正此类畸形。

9 唇裂鼻二次修复的特点及注意点

唇裂鼻畸形整复包括五个目标：①恢复鼻翼对称性，实现鼻翼软骨向前、上、内三维复位；②恢复双侧鼻孔的对称性，包括大小、轴向、两侧鼻小柱高度一致性，鼻小柱居中性；③改善鼻尖形态；④重建患侧鼻坎和鼻底的对称性；⑤改善鼻腔通气功能。

唇裂鼻畸形的表现复杂，需要结合鼻唇和牙槽突作为复合体来综合考虑，分析存在的畸形表现，采用不同修复技术加以矫正。单侧唇裂鼻畸形还存在鼻中隔偏曲畸形，常伴有骨性鼻中隔严重偏曲，需要同时矫正，除了采集鼻中隔软骨矫治鼻中隔偏曲、重建软骨支架外，常需要同时截除部分偏曲的骨性鼻中隔。此外，部分患者可能还伴有鼻骨偏曲畸形或鼻根过宽畸形，需要同期进行单侧或双侧鼻骨截骨矫正手术。最

后，唇裂鼻畸形修复后容易复发，除彻底矫正外，术后需要长时间保持鼻孔外形，强调术后的护理。

10　唇裂鼻修复的最新理论、技术和进展

唇裂鼻畸形整复一直存有争议。1953年Scott提出的鼻中隔软骨传导颅底压力促使上颌骨发育的理论一直禁锢着人们的认识，需要等待生长发育停止后才能进行唇裂鼻畸形修复这一观点至今仍存在影响力。早在20世纪70年代末期，鼻中隔软骨发育中心理论已经被大量新的研究结论所质疑，McComb和Sayler等30多年的临床经验证实，早期进行开放性鼻畸形整复，不仅能有效改善鼻外观，大大减少鼻二期整复需求，而且不存在影响外鼻发育的情况。法国医生Talmat等历经44年的临床实践，对患者至少经过17年的长期观察，也证明早期进行鼻中隔软骨的广泛分离，不仅不会影响鼻外观、上颌骨发育，还可大大减少鼻中隔偏曲的发生概率。2011年，Fisher等提出了唇裂鼻畸形发生的双应力理论，认为鼻畸形的形成是由于沿鼻翼软骨方向斜向上的额外应力和沿鼻孔边缘水平向的应力共同作用所致，因此鼻畸形整复需要同时消除这两个方向的异常应力。近年来，尹宁北教授提出的鼻周肌肉张力带理论和系列鼻唇仿生物力学修复技术，更充分阐明了鼻畸形的形成原理，并提出了临床解决方案。期待具体技术进一步得以推广，使更多唇腭裂患者受益。

手术名称：唇裂鼻修复术

术前术后对比照片（左为术前，右为术后1~3个月）

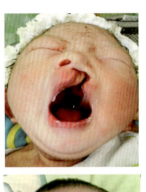
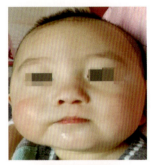
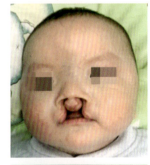
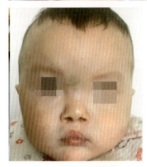
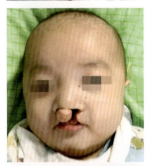
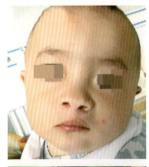
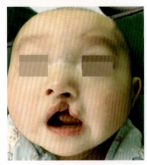
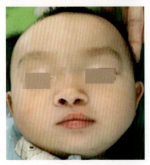

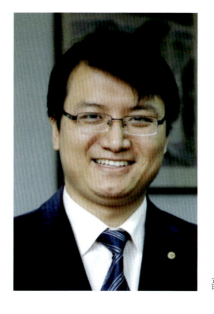

4 李承浩

四川大学华西口腔医学院副教授,副主任医师。

美国得克萨斯州 Baylor 医学中心整形外科联合培养博士,美国俄亥俄州 Cincinnati 儿童医学中心整形外科学博士后,中华口腔医学会口腔颌面外科专业委员会、唇腭裂专业委员会青年委员,西藏医学会常务理事。

擅长鼻唇整形,特别是复杂鼻畸形的整复及辅助治疗。

1 患侧鼻翼软骨发育究竟是否较差

鼻翼作为软硬组织的复合器官,畸形的形成与鼻唇肌肉的异常分布与作用、软骨的形态以及皮肤和黏膜组织的异常分布均有关,所以非鼻翼软骨单一组织结构所决定。尽管如此,当前对于鼻翼软骨生物力学方面的探究仍相对缺乏,鼻畸形是否与软骨自身质地相关,仍有待被证实。以初次唇裂修复手术前的畸形而言,裂隙侧鼻翼软骨的宽度变长或位置下垂,因裂隙程度不等而呈现不同差异(图6-1)。就目前而言,经验欠缺的医师初期鼻整形的医源性创伤影响更重。

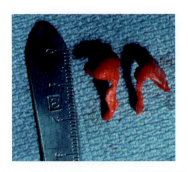

图6-1 解剖分离单侧唇裂死胎的下外侧软骨显示，裂隙侧软骨存在发育不良

2 鼻尖、鼻翼塌陷的修复需要移植软骨还是仅靠原有软骨或肌肉调整即可

唇裂鼻患者鼻尖塌陷又称为鼻突度不足，主要是由于前鼻棘异位，鼻中隔偏曲，造成矢状向组织量缺乏所致。国际上纠正这一畸形的做法，通常是利用自体软骨移植或可吸收板植入，达到抬高鼻尖的目的。鼻翼塌陷由于机制尚不清楚，所以鼻翼软骨的解剖复位（外源性因素——组织异位牵拉）和鼻翼软骨移植（内源性因素——软骨发育不足），一直是唇裂鼻整形常用的两种方法。

越来越多的学者［包括工作于四川大学华西口腔医院（以下简称华西口腔）唇腭裂外科］认为，鼻部复合体结构复杂，鼻翼软骨不仅存在自身发育不足，同时还受到口周肌肉的牵拉，因此在进行确切唇裂鼻整形时，除了彻底松解周围异常牵拉外，还同期要对鼻翼软骨进行加强（肋骨/中隔/耳软骨移植）。对唇裂鼻畸形的整复应该包括对皮肤、口轮匝肌和鼻翼软骨均进行组织量与分布的重建，而不是单一结构的矫治所能奏效的。初次手术仅是对原组织结构的解剖重建，包括消除异常肌肉组织附丽、鼻唇皮肤组织瓣的合理设计和鼻翼软骨的游离与重塑等。

3 鼻尖、鼻翼塌陷及鼻小柱、中隔偏斜纠正后为什么容易复发

目前尚无确切共识，部分学者认为是术中松解不彻底，导致异常牵拉并未完全解除，从而引起解剖复位时鼻尖、鼻翼软骨或鼻中隔尾端仍然存在不同程度的张力，最终导致畸形复发。我们认为复发的原因与鼻唇皮肤组织瓣的设计不尽合理（主要表现在对鼻小柱延长的皮肤组织供给量不足）、鼻翼软骨与上侧位软骨的异常附丽未消除，以及固定鼻翼软骨的部位不准确而未恢复生物力学平衡等有关。

4 一期唇裂修复时同期行鼻整复还是二期做

Haddock 的研究认为，恰当的初期鼻整形有利于恢复对称的鼻尖形态，减少二期鼻整形的难度；多数学者认为，初期鼻整形对鼻部发育并无明显损害，且相较于过去不做初期鼻整形而言，这一操作能够获得更好的鼻部对称性。因此多主张初期唇裂整复时，同期行鼻部畸形的整复。

华西口腔唇腭裂外科大量动物实验和临床观察证实，早期潜行性松解鼻部皮肤和软骨的附着，不会对鼻部生长造成显著干扰。因此，我们建议鼻畸形一期整复一般采用鼻小柱基部、鼻翼基脚或鼻翼缘切口入路，在鼻翼软骨浅面行潜行分离，通过将裂侧鼻翼软骨缝合于对侧鼻翼软骨、鼻中隔软骨等方式，早期改善鼻翼塌陷。但是否行唇裂鼻畸形的一期矫正，主要取决于医者的认识与技术，需经常总结既往病例的经验，决定是否开展此项技术，因为无效的鼻畸形矫正操作有害无益。

5 唇裂鼻整复的最佳年龄是几岁

综合鼻部发育规律和患者身心健康考虑，唇裂鼻整复通常分为三个时间段：初期鼻矫形多在3月龄唇裂整复时进行，此阶段主要以口周肌肉重建和鼻软骨的悬吊为目的。中期鼻整形多在5岁左右进行，此阶段鼻畸形的矫正主要以鼻翼软骨的复位和塑形为主，不主张进行全鼻整形或软骨移植。确切全鼻整形需在患者生长发育期结束后进行，男性手术年龄一般在16岁以后，女性则多在14岁以后。

最佳时间主要取决于术者的成功率，应选择最益于术者成功的年龄开展鼻畸形矫正。

6 患侧鼻孔内的条状挛缩带如何处理

1985年Pigott用"alar leapfrog"、后来则多用"alar web"来特指裂侧鼻孔前庭处的黏膜皱褶。关于此畸形，目前国际上的观点分为两种，一种是认为由梨状孔周围组织牵拉，导致黏膜不足引起，他们通常的做法是采用V-Y推进的办法消除web结构；而另有学者认为，alar web实际上是黏膜过量造成的，因此他们主张进行椭圆形切除（图6-2）。

目前，华西口腔唇腭裂外科的做法是：松解蹼状结构附着后，由鼻腔进针，经鼻面沟皮肤，最终行从鼻腔侧穿出的贯穿缝合，但中期复诊效果仍有待进一步观察与总结。

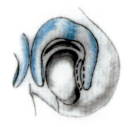

A

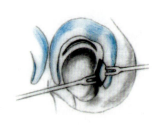

B

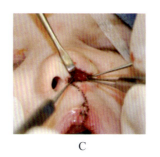 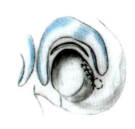

图6-2　鼻前庭黏膜衬里椭圆形切口设计（A），暴露下位软骨外侧脚（B），将裂隙侧软骨外侧脚末端从梨状孔附着处完全游离（C），将创缘下段缝合固定至梨状孔骨膜（D）

7 患侧鼻孔缘经常下垂使鼻孔显小和显低，需要修去鼻缘组织还是采取其他方法

鼻孔缘下垂多称作鼻部软组织三角悬垂，目前观点认为是因鼻翼软骨下掉，致使鼻尖部裂侧鼻翼软骨上方结缔组织堆积过多所致。

20世纪90年代左右，Cutting对鼻部封套进行了形态测量比较，结果提示：鼻穹隆水平向存在不足，导致裂侧鼻孔水平过低。Bardach推荐采用上唇不对称V-Y推进，以增加水平向组织；Tajima在鼻孔缘设计Reverse-U切口，将多余的皮肤翻折至鼻腔衬里；Cho则通过Reverse-U＋V-Y的设计，以增加鼻孔高度的对称性。但是从术后复诊的结果看，畸形矫正的稳定性欠佳。

2006年，长庚医院Lo L. J.提出过矫正的原则，在其研究中指出，20%的即刻过矫正率，可以保证术后鼻孔高度的对称性，稳定维持在理想水平。这一结论已逐渐获得国内外学者的认可。

华西口腔唇腭裂外科的治疗经验是：于裂侧鼻翼缘作类Tajima切口，修整多余创缘皮肤，在非裂侧作鼻翼缘切口，通过两侧鼻翼软骨的相对缝合固定，达到延长裂侧鼻小柱、增加鼻孔高度的对称性的目的。

8 有人同时减少或降低健侧组织以使双侧对称，可行吗

回顾当前已阅读的文献，尚未查及此类临床研究。但是采用健侧鼻基脚的切除术以恢复鼻翼对称性，虽然可行，但不应作为常规或主要矫治内容。

9 术后鼻孔是否需要填塞？需多久

Matsuo 最早提出初期唇裂整复后，术后佩戴鼻模（图6-3）可以维持较好的鼻部外形，术后佩戴时间为3个月。

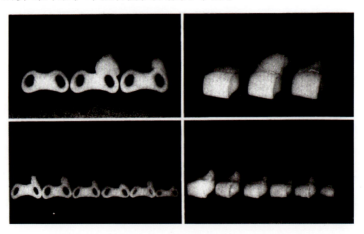

图6-3　1989年，Matsuo最早提出并设计的鼻模

Nakajima在其文章中指出鼻孔成形管拆除固位缝线后，需常规佩戴1~2个月；长庚医院的观点认为，术后鼻孔填塞鼻模，有利于维持对称的鼻孔形态，其推荐佩戴时间不少于6个月。我们建议使用鼻夹（图6-4），方可达到支撑鼻翼软骨穹隆于最高位置，实现辅助手术后鼻翼软骨固位的目的。通常建议佩戴时间为6个月以上。

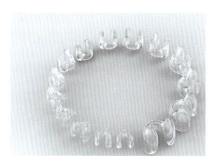

图6-4　华西口腔唇腭裂外科设计并使用的鼻夹

10　唇裂鼻二次修复的特点及注意点

唇裂鼻畸形的内容及要求，国际上已有明确共识，如表6-1所示。

表6-1　唇裂鼻畸形及其整复方案

畸形部位	畸形表现	整复技术
鼻背	突度不足	鼻背肋软骨移植
鼻尖	突度不足	鼻小柱肋软骨移植
鼻翼	侧方异位	彻底松解鼻翼基脚附着后近中向缝合；同侧鼻腔衬里行V-Y推进鼻翼软骨穹隆部对缝
	尾部旋转	彻底松解下外侧鼻翼软骨与梨状孔周围及上位软骨间附着
	软骨发育不良	鼻翼部软骨移植

唇裂鼻畸形表现为多样化、复杂化，且具有明显的人种差异性。然而目前应用于东方人二期唇裂鼻畸形整复的理论和技术，均是源自欧美整形外科医师对正常人群鼻整形或美容的理论和方法，如将整复的重点放在鼻尖形态的主动重建上，将鼻小柱最大限度地予以延长，鼻孔的椭圆形长轴排列成窄"八"字形外观，并不强调鼻翼轮廓的突度。根据东方人的鼻形态特点，我们于2012年提出"二焦点"理论，强调对鼻

翼软骨与鼻上外侧软骨的附着关系重建，以恢复鼻翼软骨整体的高度并固定（鼻翼软骨内固定术）。该操作的关键不在于将两侧鼻穹隆最高点缝合在一起重建鼻尖，而是适当保持鼻尖部两侧鼻穹隆间相互分离的状态，以保持鼻翼的自然弧形和连续性。

手术名称：左侧鼻底畸形肌肉重建＋取鼻中隔软骨＋鼻尖抬高成形＋人中窝、人中嵴、唇珠重建术

术前术后对比照片（左为术前，右为术后3个月）

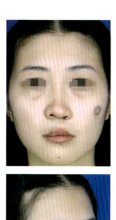
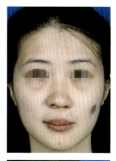
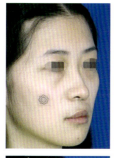
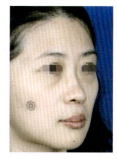
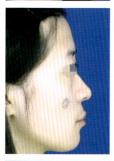
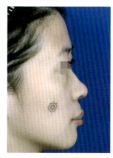
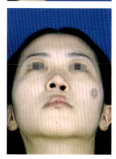
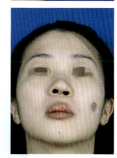

5 陈阳

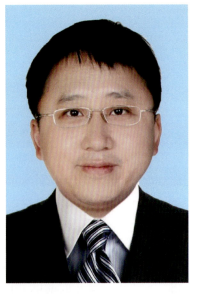

副主任医师，医学博士。上海交通大学医学院附属第九人民医院口腔外科。

从事口腔颌面外科临床工作近20年，临床经验丰富，擅长小儿颌面外科和先天性颌面畸形的治疗。

1 患侧鼻尖、鼻翼塌陷的原因是什么？塌陷的修复需要移植软骨还是仅靠原有软骨或肌肉调整即可

鼻尖、鼻翼塌陷的主要原因是：

（1）支撑鼻外形的裂侧上颌骨发育不良，典型表现为鼻软骨的变形和附着异常，如鼻锥体向裂侧倾斜、鼻中隔基底的健侧偏曲、裂隙侧鼻小柱高度的降低、鼻翼软骨外侧脚的移位、鼻翼基底的变宽和凹陷等。

（2）口唇及鼻部的肌肉平衡失调。

（3）裂侧鼻软骨结构发育不全，尤其多见于亚洲人种。

一期手术只需调整软骨及肌肉位置，解剖复位即可。二期手术需先矫正颌骨畸形，必要时移植软骨来改善鼻尖、鼻翼及鼻翼基底。

2 鼻尖、鼻翼塌陷及鼻小柱、中隔偏斜纠正后为什么容易复发？如何预防？术后鼻孔填塞对塑形和预防复发有无作用？需填塞多久

鼻尖、鼻翼塌陷及鼻小柱、中隔偏斜纠正后容易复发的原因包括：

（1）裂隙侧鼻软骨未做彻底的分离松解，复位时仍有异常张力的牵拉导致复发。

（2）复位的软骨及肌肉需要严密的缝合固位，鼻中隔软骨下缘游离后需要修整过多的软骨，将其固定在前鼻棘上，以达到新的生物力学平衡。

（3）颌骨畸形的矫正应在鼻畸形手术之前完成，反之容易复发。

术后佩戴鼻模能有效地固位和防止复发，24小时佩戴，保持1年。

3 一期唇裂修复时同期行鼻整复还是分期做？同期做对鼻的发育有多大影响？唇裂鼻整复的最佳年龄是几岁

目前唇鼻畸形一期手术在国内仍存在一定的争议，国际的主流方向是同期手术有较好的疗效，并且不影响软骨的远期发育。但这要求患者有良好的依从性，术前需要正畸医师行鼻、唇、牙槽骨的塑形，术后长期佩戴鼻模（2年以上）并定期调整。本人曾经观察一部分患者鼻畸形一期术后没有遵医嘱佩戴鼻模，术后鼻翼塌陷明显，发育较差。如果患者可以严格按照唇腭裂综合序列治疗程序执行，可在唇裂修复术同期修复鼻畸形，但仅限于软骨表面解剖固定。

鼻整形年龄：男性18岁以上，女性16岁以上。

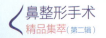

4 除了大的轮廓外形的恢复,针对一些较为困难的精细的解剖结构修复,目前有哪些比较好的方法

精细的结构修复主要是靠口轮匝肌的解剖重建。鼻坎的重建主要是依靠上三角瓣肌肉和侧唇的口轮匝肌叠加而成。人中嵴和人中窝的重建是依靠口轮匝肌的肌肉叠瓦缝合来实现。

5 患侧鼻孔内的条状挛缩带如何处理?患侧鼻孔缘经常下垂使鼻孔显小和显低,需要修去鼻缘组织还是采取其他方法

鼻腔内条状挛缩带为裂侧鼻翼软骨外侧脚向内下侧移位,附着在鼻腔黏膜上形成突起。处理方法为术中完全分离鼻翼软骨外侧脚,并将其复位,黏膜皱襞再加压固定即可矫正。患侧鼻孔缘下垂主要是由于鼻软骨的移位导致鼻翼塌陷,解决方案为首先进行软骨解剖复位,与对侧及鼻中隔固定,鼻腔黏膜不足可采用Tajima切口将下垂的部分皮肤转化为鼻前庭的黏膜。

6 健患侧相差明显,难以接近时,是否主张调整或牺牲健侧组织而力求双侧对称

一般情况下以患侧调整为主,在特殊情况下可以牺牲健侧组织。

7 患侧鼻底塌陷的评估与矫正方法

鼻底塌陷的评估包括软硬组织的评估。术前三维CT可以有效地帮助医生判断牙槽骨及梨状孔区骨量分布情况。如存在骨缺损,可考虑植骨,由于裂侧的肌肉发育较差及局部瘢痕,需要过度充填来弥补软组织的不足,同时辅助鼻底肌肉的重建。如仍不能矫正鼻底塌陷,可通过自体脂肪组织移植来弥补。

8 患侧鼻翼有时下移（水平位置低），如何整复

患侧鼻翼下移一般为肌肉错位缝合所致，可通过口轮匝肌的精细复位和调整来矫正。

9 唇裂鼻二次修复的特点及注意点

唇裂鼻畸形的多样性和复杂性决定了没有一个固定的手术模式能够完全覆盖，需要根据患者鼻畸形程度和要求来制定个体化的手术方案。手术方案往往综合多种技术，比如鼻软骨异位复位、鼻中隔偏曲的矫正、软骨移植加强鼻部的支架结构、脂肪和筋膜的充填修复、鼻底及软组织的增量等。同时还应结合美容外科的理念，在矫正畸形的基础上，制作正常美丽的外鼻，来提升患者的自信心。

10 唇裂鼻修复的最新理论、技术和进展

鼻支架结构的重建和生物力学的平衡是唇裂鼻修复的关键。3D打印个性化鼻支架将给唇裂鼻畸形患者带来福音。

6 傅豫川

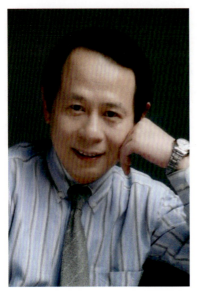

武汉大学教授，武汉大学口腔医院主任医师、知名专家、首席专家。武汉大学口腔医院唇腭裂中心主任，武汉市唇腭裂临床研究中心主任。

中华口腔医学会理事，中华口腔医学会唇腭裂专业委员会前任主任委员。

1 患侧鼻尖、鼻翼塌陷的原因是什么？塌陷的修复需要移植软骨还是仅靠原有软骨或肌肉调整即可

外鼻由骨性鼻锥、软骨性鼻锥、鼻小叶和软组织区四部分构成。外鼻骨性支架为额骨的鼻部，称为鼻骨；软骨性鼻锥由鼻中隔软骨及鼻背软骨组成；鼻小叶是鼻下1/3可移动的软骨，两个鼻翼软骨又称大翼软骨（图6-5）。

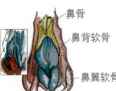

图6-5 鼻部解剖示意图

鼻软骨的解剖和附着异常、肌平衡失调及颌骨发育异常是唇裂鼻畸形的三大主要因素，但唇裂患者的鼻软骨有着与正常情况一样的大小和厚度，只是附着和形状发生了异常：①鼻中隔软骨发生弯曲，附着由于犁骨沟的异位偏离中线；②鼻翼软骨由于裂隙、上颌骨发育异常而表现为正常弧度消失、塌陷、外侧脚外移、两内侧脚分离；③鼻背软骨下缘与鼻翼软骨上缘附着异位，皮肤表面形成异常的"翼背沟"，使得鼻背的对称性和协调性紊乱。普遍认为，鼻软骨的这些畸形都是源于胎儿期唇裂形成后产生的异常肌肉应力分布，而不是源于原发的软骨畸形。

因此，应该在唇裂修复的同时行鼻畸形矫正术，尽早调整唇裂异常肌肉应力分布对鼻翼软骨发育的影响。鼻软骨附着和形态的异常是导致唇裂鼻畸形的主要原因，在一期唇裂修复术中可以同期松解和复位软骨的异常附着并重塑其正常形态来矫正鼻畸形，而重建肌肉的矢力平衡是保证鼻畸形整复远期效果的关键。在一期鼻畸形矫正术中不需要，也不允许植入软骨和其他代用品。

2 鼻尖、鼻翼塌陷及鼻小柱、中隔偏斜纠正后为什么容易复发？如何预防？术后鼻孔填塞对塑形和预防复发有无作用

鼻尖、鼻翼塌陷及鼻小柱、中隔偏斜纠正后容易复发是单侧唇裂鼻畸形的常见问题。原因主要还是手术时机把控和手术技术处置不当。若想避免复发，需从鼻畸形整复的根本属性上来解决，主要有以下几个方面：

（1）鼻尖、鼻翼塌陷主要是由于鼻翼软骨的形态和附着异常造成的，手术只能解决软骨的附着异常，不能解决软骨形态异常和恢复鼻翼软骨的正常曲度。曲度的矫正只能靠塑形。

（2）鼻软骨的形态记忆在出生后2个月内是模糊的，随着年龄的增

长，鼻软骨的形态记忆也会随之增强。在出生早期容易通过塑形来矫正和恢复鼻翼软骨的正常曲度，且效果稳定。3～5个月是软骨形态记忆形成期，一般来说6个月之后的塑形效果常常不稳定，容易复发。所以，为避免鼻尖、鼻翼塌陷矫正后的复发，早期鼻翼软骨塑形是必要的，这就是为什么本人的团队提出要在出生后尽早接受正畸的矫形治疗。当然，唇腭裂的术前正畸还涵盖其他几方面的内容，但就鼻畸形来说，主要目的只是矫正鼻翼软骨的曲度。对于唇隐裂和轻度的不全唇裂，我们采用的方法是佩戴鼻模或鼻钩；对于完全唇腭裂，采用的方法是佩戴鼻钩或鼻撑（图6-6）。

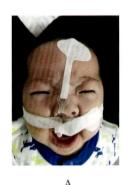 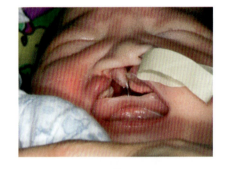

A　　　　　　　　　　　　　　B

图6-6　鼻模、鼻钩、鼻撑的塑形

（3）另外，McComb通过尸体解剖发现，唇裂患儿鼻翼软骨间有明显的纤维脂肪性组织，双侧鼻翼软骨间有明显的界限，是不能形成良好的鼻尖、鼻穹隆的重要因素，因此手术中应当予以去除并重新将鼻翼软骨在中线复位。

（4）由于唇裂造成肌束的连续性中断，使上唇部表情肌水平向动力平衡失调，鼻小柱被拉向健侧而偏离中线。鼻小柱偏斜的矫正主要是Sn点的中线恢复。术中需要充分游离和松解鼻小柱的畸形附着，使游离后的鼻小柱基底、鼻唇肌、鼻中隔尾缘复合体形成"鼻小柱基板"，并于外侧肌束的上端缝合，使Sn点的位移在拉应力的矢力平衡中建立一个新的平衡系，从而矫正鼻小柱的偏斜（图6-7）。注意：位移的矢量应以中线的恢复为标准，新的平衡系是中线恢复的基础。避免复发的关键是要使牵拉的力稳定地缝合在鼻中隔尾缘的软骨上。

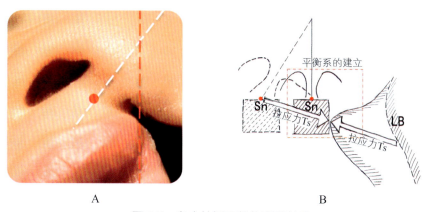

图6-7 鼻小柱矫正的物理学基础

（5）鼻中隔弯曲及犁骨的发育异常，不能为鼻中隔软骨提供居中而稳定的基座，故鼻中隔软骨可随犁骨沟而弯曲，甚至滑出犁骨沟，突向健侧鼻腔（图6-8）。鼻小柱基底也会随其轴线而发生偏移。鼻中隔软骨弯曲的矫正首先要接触鼻中隔尾缘的梨状嵴附着，并沿犁骨沟剪短鼻中隔软骨下缘的异常附着。游离的鼻中隔下缘并不需要特别的缝合固定，术后可通过长款鼻模将之矫正到正常居中位置。

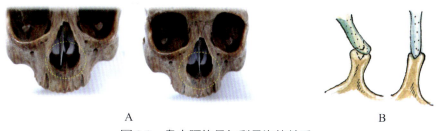

图6-8 鼻中隔软骨与犁骨沟的关系

关于鼻孔填塞对鼻尖、鼻翼塌陷及鼻小柱、中隔偏斜的塑形和预防复发有无作用，本人的回答是：对塑形有意义，而对预防复发没有实质性的意义。

目前对于唇裂鼻畸形所使用的规范的填塞物是鼻模。鼻模的塑形主要是矫正鼻翼软骨的曲度和移位，以保证鼻穹隆和鼻背的对称性。

3 一期唇裂修复时同期行鼻整复还是分期做？同期做对鼻的发育有多大影响？唇裂鼻整复的最佳年龄是几岁

关于一期唇裂鼻畸形整复术，在过去几十年一直存在着较大争议，焦点问题就是早期手术对鼻部发育的影响。他们认为：①手术后带来的瘢痕形成和组织缺少增加了再次修复的难度，过于广泛的手术分离会影响鼻部的发育；②由于上颌骨畸形的存在，其在发育过程中形态的改变势必会再次影响唇鼻部外形；③发育完成后仍将有唇鼻继发畸形的可能而需再次手术。可是，鼻部畸形长期存在而延迟修复，使得一些学者和患者都难以接受。支持鼻畸形一期整复的学者其观点是：①较早地进行唇鼻畸形矫正，可避免来自学校里其他儿童的社会压力，有利于学龄前儿童的心理健康发育；②如果在发育期将鼻畸形的解剖结构尽可能早地恢复到正常解剖位置，随着机体的发育，以后将获得满意的外形，也降低了日后鼻畸形的严重程度；③利用一些相对简单的手术方法来选择性地解决主要问题，不会造成更多的瘢痕和影响唇鼻的发育；④如鼻畸形整复在婴儿期唇裂手术的同时已进行，整个儿童时期就无须再做鼻矫正手术，部分仍有鼻畸形存在的患者可在鼻部发育完成之后再次接受二期整复。

1981 年 Randall 指出，在他的一系列研究中，51% 的一期做鼻畸形矫正的患者不需要再行二期整复，而延期做鼻矫正的病例中 39% 需要一次以上的鼻矫正手术。1985 年 Anderl 报道了 200 例在婴儿期与唇裂同时做鼻矫正的病例，80%的患者在9～11岁时观察可达到满意效果，其中50%的患者有轻度的鼻孔形状和周缘不对称。显然这一研究结果支持早期做鼻畸形整复的观点。

目前对唇裂整复术时同期进行鼻畸形矫正基本达成共识，并在临床中广泛应用。一期鼻矫正的目的是获得正常的对称鼻部形态，调整唇裂异常肌肉应力分布对鼻翼软骨的影响，尽量减少对患儿及其父母的心理创伤。基本原则是：分离松解异位的鼻翼软骨，缝合或悬吊其至正常位置。同时应该考虑延长患侧鼻小柱，矫正鼻穹隆，消除鼻前庭皱褶，以及重建鼻堤。

唇裂鼻畸形整复的最佳年龄是几岁？这是多数患者和一般医生最希望得到的一个答案。但对唇裂鼻畸形的规范治疗还是应该强调一个整体的序列治疗概念，治疗包括各个年龄发育阶段不同内容的干预，同时应该根据各年龄阶段时的具体情况考虑取舍：①出生后即接受术前矫形治疗，在矫正颌骨及牙槽突和减小唇部裂隙的同时，对鼻小柱、鼻翼进行矫正，为手术创造条件；②在唇裂修复术的同时，行唇裂鼻畸形一期整复术，包括延长鼻小柱、上提并矫正异位的鼻翼软骨、重建鼻堤和消除鼻前庭皱褶；③术后佩戴鼻成形支架（鼻模）1年以上；④学龄前对部分严重影响患儿心理发育的唇裂鼻畸形可进行二期整复手术；⑤9～11岁在正畸医师的配合下行牙槽突裂植骨术，矫正上颌骨骨性缺损而造成的鼻基底部塌陷畸形，恢复外鼻骨性及软骨性支架的正常基底平面；⑥如有必要，青春期或成年期行开放的鼻成形术、矫正术。

一般外鼻发育，女性到13岁、男性到15岁基本完成。当然，青春期的鼻唇二期整复最好是在牙槽突裂植骨和正畸代偿治疗完成的基础上进行，但对于仍需接受正颌外科手术治疗颌骨畸形的患者，鼻唇二期整复术应该推迟到成人期正颌手术之后进行。

4 除了大的轮廓外形的恢复，针对一些较为困难的精细的解剖结构修复，目前有哪些比较好的方法

这个问题已经超出了唇裂鼻畸形的范畴，所讨论的内容应该覆盖整个唇裂一期整复术。本文不想偏离"唇裂鼻"这个主题，仅就"鼻坎"展开讨论。

鼻底的整复一直是唇裂修复术中存在困惑而认识不清的内容。鼻底应该包括前鼻孔底部的鼻堤（鼻坎）、鼻堤后份鼻前庭内的鼻腔底壁，以及口腔前庭内的牙槽突基部，而这三个部分又都是完全唇裂患者缺如而很难再造的内容。对于这部分内容，多数临床医师在唇裂修复术时或是放弃或是不能规范整复，以致产生不良的手术效果，甚至给唇裂的鼻唇二期整复手术造成很大困难。鼻底的整复包括鼻前庭底壁的修补和鼻堤的再造。

鼻前庭底壁的修补主要是L瓣和CM瓣的应用，L瓣修复鼻前庭底壁的鼻腔面，CM瓣修复鼻前庭底壁的口腔面及前庭沟。鼻堤是鼻底前份的"门槛"，是由内侧的星状结节和外侧的堤状隆起共同组成。精细的鼻底整复应尽量再造星状结节和堤状隆起所形成的鼻堤。再造鼻堤的目的是形成自然的"门槛"形态，而不是仅为恢复鼻底的宽度（图6-9）。

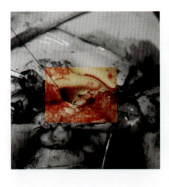
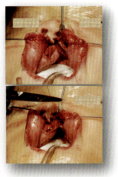

A

第六章
唇裂鼻畸形的整形美容

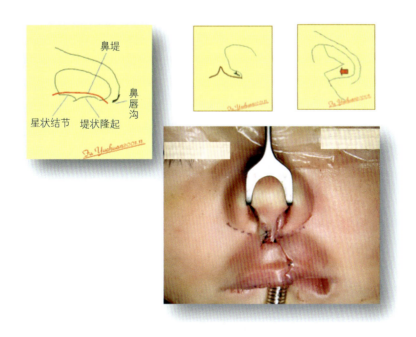

B

图6-9　鼻前庭底壁的修补和鼻堤的再造

5 患侧鼻孔内的条状挛缩带如何处理？患侧鼻孔缘经常下垂使鼻孔显小和显低，需要修去鼻缘组织还是采取其他方法

1990年，本人在《华西口腔医学杂志》上发表的《唇裂鼻前庭皱褶畸形及其矫治》一文中，将患侧鼻孔内的条状挛缩带称为鼻前庭皱褶。鼻前庭皱褶形成的原因有三个方面（图6-10）：①唇裂者术前鼻翼多为塌陷畸形，纵向软组织量趋于正常，而横向软组织量过多，当将横向过多的软组织曲卷到正常位置时，必然造成纵向软组织量不足，于是在纵向便形成了一个畸形牵拉，导致鼻前庭皱褶畸形。②有时鼻翼在横的方向，其鼻腔黏膜组织较多，皮肤组织较少，以致从外展的位置向内侧弯曲整复鼻孔时，过多的鼻腔黏膜即在鼻孔内形成皱襞。③黏膜、

235

软骨、皮肤的致密度各不相同，当在鼻翼软骨与皮肤之间作了广泛分离之后，再用相同的矢力复位，无疑造成各层曲率不同，导致鼻前庭皱褶形成。

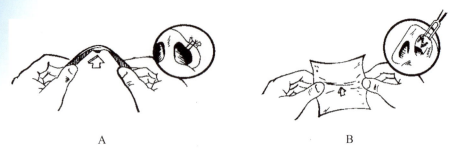

图6-10　鼻前庭皱褶的形成

早年鼻前庭皱褶的矫正多采用V-Y延长术、Z字改形术、倒U形错位缝合法、U-Z成形术。撰写此文之后，通过对鼻前庭皱褶的临床关注和研究，本人开始采用悬吊缝合的方法来消除：在鼻前庭皱褶中份的边缘进针，从鼻面沟处出针，再从同一针眼回针，鼻前庭内出针的部位应横跨鼻前庭皱褶，最后打结并消除鼻前庭皱褶。将鼻模应用于临床之后，本人目前采用的方法更为简单和稳定，即充分潜行分离之后佩戴鼻模，让鼻模的标准结构来调整鼻腔黏膜的正常附着。

关于患侧鼻缘的处理，本人常常采用的是Tajima切口的改良方法，即在两侧穹隆等高的状态下设计鼻缘切口，并将下份皮肤的皮下组织去除后转至鼻腔面以增加鼻腔面面积，配合鼻翼软骨的潜行分离和佩戴鼻模会形成一个良好的鼻孔缘结构（图6-11）。

第六章
唇裂鼻畸形的整形美容

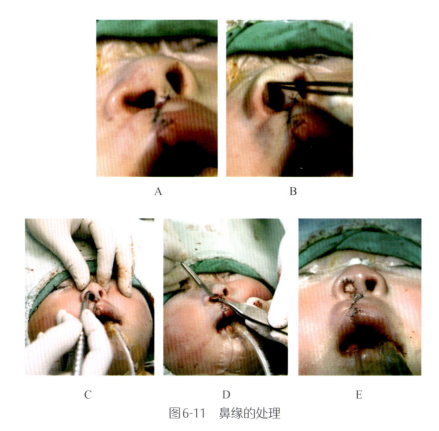

图6-11 鼻缘的处理

A.由于鼻穹隆的塌陷,显得患侧鼻小柱过短,但这多半是一种假象。是否为真正的鼻小柱过短,需要恢复鼻穹隆之后再作判断 B.用镊子先将鼻穹隆恢复到正常高度,并在正常高度的穹隆缘以亚甲蓝画线设计鼻缘切口,大多设计在鼻翼皮肤区 C.用15号小圆刀片(最好是97号唇裂专用刀片)沿鼻缘设计切开,再用小圆头剪在鼻翼软骨浅层进行潜行分离解剖 D.以小圆刀片在鼻腔侧的组织面进行锐性剥离,目的是将卷曲的鼻缘摊平,以在缝合之后完全放在鼻腔侧作为鼻腔的内衬里 E.缝合鼻缘切口的关键是将切口下方的组织平展地放进鼻穹隆内,而缝合线与矫正后的鼻缘线重叠

6 健患侧相差明显,难以接近时,是否主张调整或牺牲健侧组织而力求双侧对称?去除的量有无限制

以往很少与整形界的医生交流和沟通,思维上的局限性导致从未

敢有牺牲正常结构的异想。一次与一位整形医生讨论这样一个病例，患侧鼻孔略小，但形态结构都很好，我问有无必要去扩大患侧鼻孔，况且患侧的再次手术也未必有把握能保持现有良好的形态。整形医生建议我缩小健侧鼻孔，并教我一种不留痕迹的鼻孔内侧的隐蔽切口。尝试后效果很好，而且我在之后的病例中屡试不爽。可见"调整或牺牲健侧组织而力求双侧对称"的战略对唇裂鼻畸形来说是可行的，但去除量的把控本人尚缺乏经验，而去除量的极限应该是有原则的，尚需进一步探讨。

7 患侧鼻底塌陷的评估与矫正方法

患侧鼻底塌陷的原因主要还是患侧颌骨畸形和发育迟缓。上颌骨的牙槽突及梨状孔是鼻底的支撑基础，而在单侧唇腭裂患者中，患侧梨状孔骨量的发育是不足的。另外，由于牙槽突裂的存在，在之后的自然发育轨迹中，患侧的小骨块常常表现为向后、向内扭转，两者均导致鼻底的支撑基础丧失对称性。所以，若不进行面中份颌骨发育的干预和补偿，患侧鼻底塌陷是必然的。

现代技术又是如何进行面中份颌骨发育的干预和补偿的呢？有两个路径：一是早期在牙颌发育过程中，通过正畸和正畸＋外科的手段来促进牙颌的正常发育；二是到了成年发育稳定期（男性18岁，女性16岁），通过外科＋正畸的手段来修复和矫正牙颌的发育缺陷。

关于患侧鼻底塌陷的评估方法，目前还没有一个共识和统一的标准。武汉大学口腔医院唇腭裂中心正在与嘉一公司合作开发"唇裂术后效果3D评估系统"，其中也包括患侧鼻底塌陷的评估与分级。

8 患侧鼻翼有时下移(水平位置低),如何整复

患侧鼻翼水平位置下移从现象上看,由于不是颌骨纵深向的塌陷,似与颌骨的发育关系不大,但临床上很多病例,当牙颌的问题解决了,鼻翼水平位置也就自然恢复正常了,所以在牙颌的问题没有解决之前,建议暂时不要对鼻翼水平位置下移畸形进行整复。这是因为对于软组织的矫正,外科技术并不复杂,但鼻翼水平位置下移实质性的问题可能还是颌骨发育缺陷。即便除了颌骨发育缺陷之外还存在异常附着或白唇高度影响的因素,也最好能够在牙颌畸形矫正之后再做整复,从根本上解决问题,而不是暂时的改观。

9 唇裂鼻二次修复的特点及注意点

前面说过了,唇裂鼻畸形是个复杂的问题,需要在从出生开始到成人的不同阶段进行恰当的发育干预和手术干预,即强调一个整体的序列治疗概念。

唇裂存在上颌骨发育不平衡,由于骨性支架畸形的影响,采用软组织的任何修复方法,均无法达到稳定的对称性,因此唇裂鼻畸形的二期整复时机便是核心问题。唇裂鼻畸形的二期整复分为早期(幼儿期)、中期(学龄前期)和晚期(青春期或成人期)。理想的二期整复时机应该在鼻部发育停止(女性到13岁,男性到15岁),牙颌畸形治疗完成之后,在一个正常的骨性支架上再行鼻畸形整复。

鼻继发畸形的整复原则和注意点是:①应尽量避免或减少鼻外切口;②手术切口最好选在有软骨或骨骼相隔处,在愈合过程中,软骨或骨骼会阻止相连组织不理想的收缩;③切口应尽量短,但要提供到达组织的足够入路和移动空间;④鼻软骨的矫形与复位;⑤严密缝合关闭切口,避免术后出血,确保一期愈合。

临床通常采用的鼻畸形整复切口有以下四种：①半贯穿切口。于鼻中隔软骨游离缘上2mm处做切口，由此可进入鼻中隔、前鼻棘等位置。②软骨下切口。在鼻翼软骨外侧脚、顶部、内侧脚的下缘做切口，可游离鼻翼软骨。双侧软骨下切口目前已成为接近鼻背的最佳选择。③贯穿切口。在鼻中隔软骨之前的中隔膜部做贯穿的全层切口，但这种切口术后膜性软骨和鼻小柱回缩可引起鼻尖下垂，已被其他切口如半贯穿切口替代。④贯通鼻小柱的水平切口。这是距鼻小柱基底部1/3的水平或梯形切口，常与软骨下切口联合应用。这种切口提供较宽而且直接进路至鼻翼软骨、鼻背软骨和鼻中隔前端，便于在鼻翼软骨复位时同期做鼻中隔矫正。

7 舒茂国

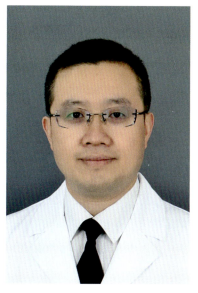

主任医师，硕士生导师。西安交通大学第一附属医院整形美容、颌面外科主任。

陕西省整形美容质控中心主任，中国整形美容协会颅颌面外科分会副会长，中华医学会整形外科学分会器官再造专业学组组长，中国非公立医疗机构协会整形与美容专业委员会常委、轮廓整形分委会主任委员，中国抗衰老促进会医学美容专业委员会皮肤外科学组组长，中华医学会整形外科学分会唇腭裂专业学组副组长，中国医师协会美容与整形医师分会颅颌面亚专业委员会副主任委员，中国康复医学会修复重建外科专业委员会委员、颅颌面外科学组副组长，中华医学会医学美学与美容学分会青年委员，中国研究型医院学会整形外科学专业委员会常委。

1 患侧鼻尖、鼻翼塌陷的原因是什么？塌陷的修复需要移植软骨还是仅靠原有软骨或肌肉调整即可

患侧鼻尖、鼻翼塌陷的原因包括三方面：

（1）软骨发育差、变形，这个在重度唇裂鼻畸形患者中更为明显。

（2）由于患侧鼻翼软骨外侧脚异位、患侧鼻基底塌陷以及肌肉异常造成者，轻度畸形仅靠肌肉及软骨调整即可；若为中重度畸形，则需要软骨移植和鼻基底填充。

（3）患侧常伴随牙槽突裂，上颌骨发育不足，梨状孔基底骨缺损，患侧的鼻翼软骨基底缺少支撑；患侧鼻黏膜及皮肤真皮内胶原纤维、弹力纤维记忆性张力形成，瘢痕牵拉，双侧力学不平衡。

2 鼻尖、鼻翼塌陷及鼻小柱、中隔偏斜纠正后为什么容易复发？如何预防？术后鼻孔填塞对塑形和预防复发有无作用？需填塞多久

容易复发的原因包括三方面：

（1）随着生长发育，患侧软骨发育仍然较差，跟不上健侧发育速度。

（2）异位肌肉没有完全矫正，术后仍然有向患侧异常牵拉的力量。

（3）真皮内胶原纤维、弹力纤维以及鼻中隔软骨记忆性张力形成，术后瘢痕收缩也是复发原因之一。

预防措施包括：肌肉的彻底复位，适度的过矫正；若使用软骨移植物，则移植物支撑的力量足够强大，固定牢靠，术后佩戴鼻模建议超过1年。

3 一期唇裂修复时同期行鼻整复还是分期做？同期做对鼻的发育有多大影响？唇裂鼻整复的最佳年龄是几岁

对于大部分不完全性唇裂，虽然存在鼻形态畸形，但是一般不严重，可进行同期鼻整形，分离鼻翼软骨，能够获得术后即刻的对称，

而软骨的损伤可能会引起后期鼻发育障碍，并且轻度的鼻畸形可以在成年后通过综合鼻整形矫正。婴儿鼻翼软骨的分离可能会导致软骨质量下降。

对于完全性唇裂或者唇裂鼻畸形比较严重者，倾向于同期行鼻整形，形成正常的鼻穹隆形态，恢复软骨正常的解剖位置，避免在发育过程中鼻畸形进一步加重，给二期鼻整形造成更大的困难。

鼻整形年龄：15岁以后，鼻形态基本发育稳定。

4 除了大的轮廓外形的恢复，针对一些较为困难的精细的解剖结构修复，目前有哪些比较好的方法

对于鼻坎的重建，目前的主流方法是以鼻底肌肉重建为主，包括鼻中隔降肌、鼻肌鼻翼部分、提上唇口角肌、口轮匝肌等。可通过肌肉的复位和叠加来重建鼻坎。对于人中嵴和人中窝的重建，目前有肌肉叠瓦缝合、编织缝合、劈开缝合等方法。

5 患侧鼻孔内的条状挛缩带如何处理？患侧鼻孔缘经常下垂使鼻孔显小和显低，需要修去鼻缘组织还是采取其他方法

鼻孔内的条状挛缩带在对下外侧软骨进行充分解剖后可以缓解（成人），同时对鼻腔黏膜挛缩带可行Z成形以矫正；患侧鼻孔缘下垂，可以在修复时使用Tajima切口，将下垂的鼻翼缘转化为鼻穹隆部的高度；鼻孔缘切口也可采用切除部分皮肤软组织，局部皮瓣向内插入的方法，以增大鼻孔和抬高患侧鼻孔缘。

6 健患侧相差明显，难以接近时，是否主张调整或牺牲健侧组织而力求双侧对称？去除的量有无限制

健患侧相差明显时，主要通过调整患侧组织来纠正，一般不建议牺牲健侧组织，应该以健侧为标准进行矫正甚至过矫正。当然，如果健侧鼻孔过大或合并有其他畸形时，也可以考虑部分去除，以调整鼻孔的形状，恢复整体的鼻形态。

7 患侧鼻底塌陷的评估与矫正方法

患侧鼻底塌陷主要是由颌骨发育缺陷和肌肉异位附着导致，可给予术前CT检查评估，如果"台阶"差距小于3mm，建议行肌肉松解调整；如果大于3mm，则建议肌肉松解后再考虑软组织或者硬组织充填。矫正方法包括鼻底肌肉重建，牙槽突裂修复，梨状孔边缘软骨移植或者自体脂肪填充、真皮组织填充等，也可以采用Medpor、硅橡胶、膨体等人工假体植入的方式进行矫正。梨状孔边缘的充分显露很重要，软骨或假体植入后经常需要采用钛钉或可吸收板进行固定。

8 患侧鼻翼有时下移（水平位置低），如何整复

患侧鼻翼下移往往合并患侧红唇变厚、下移，其原因多与患侧口轮匝肌异位复位有关。鼻底肌肉、口轮匝肌复位不到位，患侧口轮匝肌过长（垂直向）复位，均会导致患侧鼻翼下移，主要通过肌肉的精确复位进行纠正。

9 唇裂鼻二次修复的特点及注意点

唇裂鼻畸形往往表现更为复杂：患侧鼻翼塌陷、鼻孔不对称、鼻坎

低平或缺如、鼻尖歪斜、鼻头肥大、歪鼻、鼻中隔偏曲、宽鼻、短鼻以及鞍鼻往往同时存在。修复则必须充分和患者进行沟通，了解其需求。唇裂鼻二次修复建议在成年后（16岁以后）进行，特点是此时患者面部轮廓发育已基本完成。手术修复需在充分彻底解剖、肌肉软骨张力松解的前提下复位肌肉、异位软骨，充分利用综合鼻整形的各种技术，采用软骨及其他各种移植物，在恢复畸形的同时行鼻部整形手术。手术往往需要对患侧鼻予以过矫正。鼻模佩戴往往需要超过1年。

10 唇裂鼻修复的最新理论、技术和进展

唇裂鼻修复一直是个难点，一直在套用鼻整形的理念和技术，核心是把唇部和鼻翼周的肌肉附着重新尽量解剖复位后，再次评估鼻的外形可能更准确。

进展：用整形美容的方法与理念重新定位唇裂鼻畸形的整复。

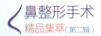

手术名称：肋软骨唇裂鼻整复术

术前术后对比照片（左为术前，右为术后3个月）

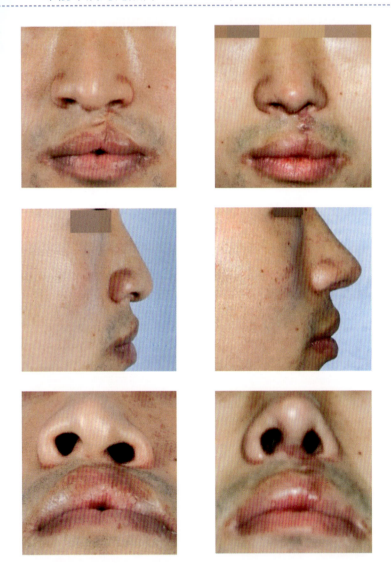

手术名称:肋软骨唇裂鼻整复术

术前术后对比照片(左为术前,右为术后6个月)

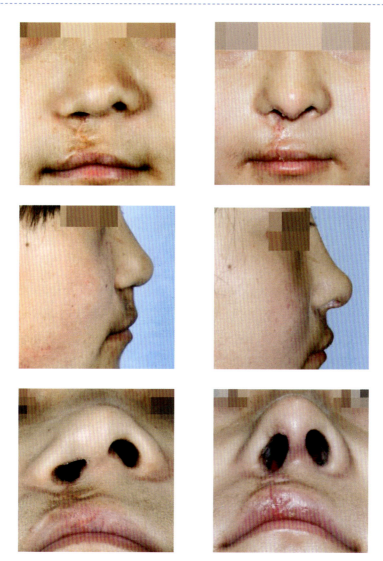

8 尹宁北（建议与共识）

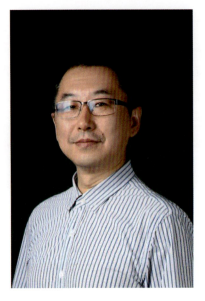

整形外科学教授，博士生导师。中国医学科学院整形外科医院唇腭裂中心主任。

1 患侧鼻尖、鼻翼塌陷的原因是什么？塌陷的修复需要移植软骨还是仅靠原有软骨或肌肉调整即可

王　健　患侧鼻尖、鼻翼塌陷的直接原因按出现的概率和权重排序，分别是：患侧鼻翼软骨各亚单位的移位；软骨三维结构变形；软骨发育不良。口轮匝肌力量不平衡是导致鼻小柱基底位置异常和鼻翼外扩的直接原因，患侧梨状孔扩大是鼻翼塌陷的直接原因。针对以上病理解剖结构的异常，做口轮匝肌复位以矫正鼻小柱偏斜和内收鼻翼，做软骨移植来抬高塌陷的患侧鼻尖和鼻翼。

李承浩　唇裂鼻患者鼻尖塌陷，主要是由于前鼻棘异位，鼻中隔偏曲，造成矢状向组织量缺乏所致。国际上纠正这一畸形的做法，通常是利用自体软骨移植或可吸收板植入，达到抬高鼻尖的目的。鼻翼作为软

硬组织的复合器官，畸形的形成与鼻唇肌肉的异常分布与作用、软骨的形态以及皮肤和黏膜组织的异常分布均有关。就初次唇裂修复手术前的畸形而言，裂隙侧鼻翼软骨的宽度变长或位置下垂，因裂隙程度不等，呈现不同差异。畸形是否与软骨自身质地相关，仍有待被证实。鼻部复合体结构复杂，鼻翼软骨不仅存在自身发育不足，同时还受到口周肌肉的牵拉。

我们建议，在进行确切唇裂鼻整形时，除了彻底松解周围异常牵拉外，还同期要对鼻翼软骨进行加强。初次手术仅是对原组织结构的解剖重建，包括消除异常肌肉组织附丽、鼻唇皮肤组织瓣的合理设计和鼻翼软骨的游离与重塑等。就目前而言，经验欠缺的医师初期鼻整形的医源性创伤影响更重。

傅豫川 鼻软骨的解剖和附着异常、肌平衡失调及颌骨发育异常是唇裂鼻畸形的三大主要因素，但唇裂患者的鼻软骨有着与正常情况一样的大小和厚度，只是附着和形状发生了异常：①鼻中隔软骨发生弯曲，附着由于犁骨沟的异位偏离中线；②鼻翼软骨由于裂隙、上颌骨发育异常而表现为正常弧度消失、塌陷、外侧脚外移、两内侧脚分离；③鼻背软骨下缘与鼻翼软骨上缘附着异位，皮肤表面形成异常的"翼背沟"，使得鼻背的对称性和协调性紊乱。普遍认为，鼻软骨的这些畸形都是源于胎儿期唇裂形成后产生的异常肌肉应力分布，而不是源于原发的软骨畸形。

鼻软骨附着和形态的异常是导致唇裂鼻畸形的主要原因，在一期唇裂修复术中可以同期松解和复位软骨的异常附着并重塑其正常形态来矫正鼻畸形，尽早调整唇裂异常肌肉应力分布对鼻翼软骨发育的影响，重建肌肉的矢力平衡是保证鼻畸形整复远期效果的关键。我们认为，在一期鼻畸形矫正术中不需要，也不允许植入软骨和其他代用品。

牛永敢 唇裂患者鼻尖、鼻翼塌陷的发生原因主要包括以下三方面：

①上颌骨、鼻棘、鼻中隔及梨状孔周围的发育，它们与下外侧软骨之间的连接情况；②口鼻周围肌肉异位及上次手术复位情况；③下外侧软骨的大小、形状、力量及其所在的位置。

其修复应根据外形情况分析产生的具体原因，进行对因治疗。首先要保证基底的稳定与对称，保证术后肌力对结构影响的均衡。其次才考虑是否需要移植软骨，而移植与否主要取决于患者软骨的发育及位置。

舒茂国 除了以上原因，患侧鼻黏膜及皮肤真皮内胶原纤维、弹力纤维记忆性张力形成，瘢痕牵拉，双侧力学不平衡等，也是患侧鼻尖、鼻翼塌陷的原因，术中应予以对症纠正。

陈　阳 鼻尖、鼻翼塌陷的主要原因是：①支撑鼻外形的裂侧上颌骨发育不良，典型表现为鼻软骨的变形和附着异常，如鼻锥体向裂侧倾斜、鼻中隔基底的健侧偏曲、裂隙侧鼻小柱高度的降低、鼻翼软骨外侧脚的移位、鼻翼基底的变宽和凹陷等；②口唇及鼻部的肌肉平衡失调；③裂侧鼻软骨结构发育不全，尤其多见于亚洲人种。

一期手术只需调整软骨及肌肉位置，解剖复位即可。二期手术需先矫正颌骨畸形，必要时移植软骨来改善鼻尖、鼻翼及鼻翼基底。

尹宁北 近十年来，我们一直致力于唇鼻肌肉纤维张力线构成及其与鼻唇体表形态的关系研究，提出了唇鼻肌肉张力带的概念。在我们的唇鼻肌肉生物力学模型中，不涉及软骨的改变，仅离断第一副张力带就可以直接模拟唇裂鼻畸形的全部畸形特征（鼻尖扭转、鼻翼塌陷、鼻小柱偏斜等），因此我们认为肌肉的错构在畸形的构因方面已经是一个"充分必要条件"。以此反推，通过肌肉的第一副张力带（有时需要结合主张力带）重建，亦可以较为充分地修复各类鼻畸形，这一点已经在大量临床实践中得到了明确验证。至于软骨移植，仅在一些过度挛缩的瘢痕存在的情况下作为权宜之计使用，往往用于修复一些医源性组织量缺失。

2 鼻尖、鼻翼塌陷及鼻小柱、中隔偏斜纠正后为什么容易复发？如何预防？术后鼻孔填塞对塑形和预防复发有无作用？需填塞多久

王　健　要降低复发，必须针对病理解剖结构做彻底的松解（包括鼻腔衬里的松解），肌肉、软骨的复位和软骨结构的增强。鼻模的支撑佩戴是有效的，建议术后3个月24小时佩戴，3~6个月12小时（夜间）佩戴。

李承浩　我们认为复发的原因与鼻唇皮肤组织瓣的设计不尽合理（主要表现在对鼻小柱延长的皮肤组织供给量不足）、鼻翼软骨与上侧位软骨的异常附着未消除，以及固定鼻翼软骨的部位不准确而未恢复生物力学平衡等有关。我们建议使用鼻夹，方可达到支撑鼻翼软骨穹隆于最高位置，实现辅助手术后鼻翼软骨固位的目的。通常建议佩戴时间为6个月以上。

傅豫川　若想避免复发，还是要从鼻畸形整复的根本属性上来解决，主要有以下几个方面：

（1）手术不能解决软骨形态异常和恢复鼻翼软骨的正常曲度。曲度的矫正只能靠塑形。在出生早期容易通过塑形来矫正和恢复鼻翼软骨的正常曲度，且效果稳定。3~5个月是软骨形态记忆形成期，一般来说6个月之后的塑形效果常常不稳定，容易复发。所以，为避免鼻尖、鼻翼塌陷矫正后的复发，早期鼻翼软骨塑形是必要的。唇隐裂和轻度的不全唇裂，我们采用的方法是佩戴鼻模或鼻钩；对于完全唇腭裂，采用的方法是佩戴鼻钩或鼻撑。

（2）另外，McComb通过尸体解剖发现，唇裂患儿鼻翼软骨间有明显的纤维脂肪性组织，双侧鼻翼软骨间有明显的界限，是不能形成良好的鼻尖、鼻穹隆的重要因素，因此手术中应当予以去除并重新将鼻翼软

骨在中线复位。

（3）术中需要充分游离和松解鼻小柱的畸形附着，使游离后的鼻小柱基底、鼻唇肌、鼻中隔尾缘复合体形成"鼻小柱基板"，并于外侧肌束的上端缝合，矫正鼻小柱的偏斜。

（4）鼻中隔弯曲及犁骨发育异常，使鼻中隔软骨弯曲；鼻小柱基底也会随其轴线而发生偏移。术中要沿犁骨沟剪短鼻中隔软骨下缘的异常附着。游离的鼻中隔下缘，术后可通过长款鼻模将之矫正到正常居中位置。

我们认为鼻孔填塞对鼻尖、鼻翼塌陷及鼻小柱、中隔偏斜的塑形有意义，而对预防复发没有实质性的意义。目前对于唇裂鼻畸形所使用的规范的填塞物是鼻模。鼻模的塑形主要是矫正鼻翼软骨的曲度和移位，以保证鼻穹隆和鼻背的对称性。

朱洪平 鼻畸形整复中鼻翼塌陷、鼻中隔偏斜复发的主要原因是鼻周肌肉张力不平衡。鼻翼塌陷复发的原因可能还与术中切断、未能重建外侧脚卷轴区连接以及术后缺乏足够长时间的鼻翼形态保持有关。鼻中隔偏斜复发的另一个重要原因是术中未能彻底矫正鼻中隔软骨的偏斜。单纯靠缝合肌肉牵拉矫正鼻小柱偏斜，往往不能获得稳定的效果。术后鼻孔填塞对于塑形和防止复发有很大作用。鼻翼瘢痕挛缩的最严重时期常常是术后1个月左右，到3个月时才能基本稳定，因此术后除鼻腔填塞外，本人更多的是佩戴鼻模，方便长期使用和清洁。

舒茂国 容易复发的原因还包括以下两方面：①随着生长发育，患侧软骨发育仍然较差，跟不上健侧发育速度；②真皮内胶原纤维、弹力纤维以及鼻中隔软骨记忆性张力形成，术后瘢痕收缩也是复发原因之一。

预防措施包括：肌肉的彻底复位，适度的过矫正；若使用软骨移植物，则移植物支撑的力量足够强大，固定牢靠，术后佩戴鼻模建议超过1年。

牛永敢　术后复发的原因是：①软组织尤其是肌肉复位不完全或者力量失衡；②支架结构未能得到真正的内应力释放、复位和借助周围组织或移植物进行加强；③支架结构与软组织之间的空间位置再分布不均衡。

针对以上几点的彻底纠正是预防复发的关键。术后填塞或使用鼻模无法纠正畸形，但有助于对手术结束时效果的维持。推荐术后72小时使用填塞，有助于组织贴合与黏附；尽可能长时间地使用鼻模，最好能超过半年，尤其是在未使用软骨移植物时。

陈　阳　复发的原因如下：①裂隙侧鼻软骨未做彻底的分离松解，复位时仍有异常张力的牵拉导致复发；②复位的软骨及肌肉需要严密的缝合固位，鼻中隔软骨下缘游离后需要修整过多的软骨，将其固定在前鼻棘上，以达到新的生物力学平衡；③颌骨畸形的矫正应在鼻畸形手术之前完成，反之容易复发。

术后佩戴鼻模能有效地固位和防止复发，24小时佩戴，保持1年。

尹宁北　复发的原因在于没有从根本上入手来解决畸形的形成机制。我们认为鼻唇肌肉之间的生物力学平衡对维持唇鼻部的形态至关重要。通过术中离断异位附着的肌肉纤维，形成四个肌肉瓣，通过肌肉瓣之间的相互连接及交义重建张力带结构，这样的修复结果是破坏了原有的病理性肌肉关系，去掉了复发的生物力学动力，反而建立了新的生物力学平衡，鼻小柱偏斜及鼻翼外展畸形得到很好的矫正并得以长期维持。随访研究表明，正常的生物力线将决定唇鼻形态向正常方向转归，通过第一副张力带重建修复唇裂鼻畸形，效果自然且持久。我们对于鼻模的要求较低，术后需要鼻孔填塞1～3个月。

3 一期唇裂修复时同期行鼻整复还是分期做？同期做对鼻的发育有多大影响

王　健　一期唇裂修复时只做口轮匝肌分区重建，以矫正鼻小柱偏斜和内收鼻翼，抬高鼻底。不主张解剖菲薄的鼻翼软骨。据我们观察，一期软骨手术通常对软骨发育有负面影响。彻底的鼻整形一般在鼻发育完成之后，即女性16周岁以后、男性18周岁以后。

李承浩　华西口腔唇腭裂外科大量动物实验和临床观察证实，早期潜行性松解鼻部皮肤和软骨的附着，不会对鼻部生长造成显著干扰。因此，我们建议鼻畸形一期整复一般采用鼻小柱基部、鼻翼基脚或鼻翼缘切口入路，在鼻翼软骨浅面行潜行分离，通过将裂侧鼻翼软骨缝合于对侧鼻翼软骨、鼻中隔软骨等方式，早期改善鼻翼塌陷。但是否行唇裂鼻畸形的一期矫正，主要取决于医者的认识与技术，需经常总结既往病例的经验，决定是否开展此项技术，因为无效的鼻畸形矫正操作有害无益。综合鼻部发育规律和患者身心健康考虑，唇裂鼻整复通常分为三个时间段：①初期鼻矫形多为3月龄唇裂整复时进行，此阶段主要以口周肌肉重建和鼻软骨的悬吊为目的；②中期鼻整形多在5岁左右进行，此阶段鼻畸形的矫正主要以鼻翼软骨的复位和塑形为主，不主张行全鼻整形或软骨移植；③确切全鼻整形需要患者生长发育期结束后进行，男性手术年龄一般在16岁以后，女性则多在14岁以后。最佳时间主要取决于术者的成功率，应选择最益于术者成功的年龄开展鼻畸形矫正。

朱洪平　鼻畸形的发生与唇裂的发生是同时的，从机制来看主要是因为鼻周肌肉的异常附着和肌肉张力失衡导致的软骨变形所致。因此，在唇裂修复的同时，积极进行鼻周肌肉异常附着矫治、简单开放性软骨形态复位等一期鼻畸形修复已是唇裂修复的重要内容，可以有效改善、减轻远期鼻畸形的程度。有限的软骨表面解剖复位固定，不会对远期软骨发育造成明显的不良影响，反而可以大大减少二期鼻整形的概率。本人目前在唇裂修复同时恒定进行一期鼻畸形整复，此方法同样适用于学龄前儿童以及青少年儿童。

舒茂国　对于大部分不完全性唇裂，虽然存在鼻形态畸形，但是一般不严重，可进行同期鼻整形，分离鼻翼软骨，能够获得术后即刻的对称，而软骨的损伤可能会引起后期鼻发育障碍，并且轻度的鼻畸形可以在成年后通过综合鼻整形矫正。婴儿鼻翼软骨的分离可能会导致软骨质量下降。对于完全性唇裂或者唇裂鼻畸形比较严重者，倾向于同期行鼻整形，形成正常的鼻穹隆形态，恢复软骨正常的解剖位置，避免在发育过程中鼻畸形进一步加重，给二期鼻整形造成更大的困难。

傅豫川　关于一期唇裂鼻畸形整复术，在过去几十年一直存在着较大争议，焦点问题就是早期手术对鼻部发育的影响。许多研究表明，一期做鼻畸形矫正的患者，大多能获得对称鼻部形态，不需要再行二期整复。基本原则是：分离松解异位的鼻翼软骨，缝合或悬吊其至正常位置。同时应该考虑延长患侧鼻小柱，矫正鼻穹隆，消除鼻前庭皱褶，以及重建鼻堤。唇裂鼻畸形矫正还是应该遵循序列治疗的原则：①出生后即接受术前矫形治疗，在矫正颌骨及牙槽突和减小唇部裂隙的同时，对鼻小柱、鼻翼进行矫正，为手术创造条件；②在唇裂修复术的同时，行唇裂鼻畸形一期整复术，包括延长鼻小柱、上提并矫正异位的鼻翼软骨、重建鼻堤和消除鼻前庭皱褶；③术后佩戴鼻成形支架（鼻模）1年以上；④学龄前对部分严重影响患儿心理发育的唇鼻畸形可进行二期整复手术；⑤9～11岁在正畸医师的配合下行牙槽突裂植骨术，矫正上颌骨骨性缺损而造成的鼻基底部塌陷畸形，恢复外鼻骨性及软骨性支架的正常基底平面；⑥如有必要，青春期或成年期行开放的鼻成形术、矫正术。一般外鼻发育，女性到13岁、男性到15岁基本完成。当然，青春期的鼻唇二期整复最好是在牙槽突裂植骨和正畸代偿治疗完成的基础上进行，但对于仍需接受正颌外科手术治疗颌骨畸形的患者，鼻唇二期整复术应该推迟到成人期正颌手术之后进行。

陈　阳　目前唇鼻畸形一期手术在国内仍存在一定的争议，国际的主流方向是同期手术有较好的疗效，并且不影响软骨的远期发育。但这要求患者有良好的依从性，术前需要正畸医师行鼻、唇、牙槽骨的塑形，术后长期佩戴鼻模（2年以上）并定期调整。本人曾经观察一部分患者鼻畸形一期术后没有遵医嘱佩戴鼻模，术后鼻翼塌陷明显，发育较差。如果患者可以严格按照唇腭裂综合序列治疗程序执行，可在唇裂修复术同期修复鼻畸形，但仅限于软骨表面解剖固定。鼻整形年龄：男性18岁以上，女性16岁以上。

尹宁北　关于这个问题的长期争论，是对于鼻畸形机制理解不足的结果。鼻畸形的原因并不仅仅在于鼻子本身，而是在于错误的唇鼻肌肉关系，而且这个关系的关键位置位于唇鼻交界，即鼻底这个位置，恰恰是唇部手术操作的区域。这样看来，通过肌肉张力带重建实现的鼻畸形矫正是在唇部的手术操作中完成的。如果术者把唇与鼻截然分开来设计手术，一定会存在唇裂修复是否同期给鼻部实施手术的问题——但谁规定了鼻子的形态修复一定要在鼻子上动刀？如果我们修复了嘴唇的同时，鼻子已经获得了良好的形态，那么我到底修没修复鼻子？

4　除了大的轮廓外形的恢复，针对一些较为困难的精细的解剖结构修复，目前有哪些比较好的方法

王　健　精细的解剖结构修复（如鼻坎、人中嵴、人中窝、唇珠的重建等），要根据口轮匝肌的精细解剖进行分区的功能重建（可参考三单位肌肉重建法唇裂修复术）。

傅豫川　鼻堤是鼻底前份的"门槛"，是由内侧的星状结节和外侧

的堤状隆起共同组成。精细的鼻底整复应尽量再造星状结节和堤状隆起所形成的鼻堤。再造鼻堤的目的是形成自然的"门槛"形态，而不仅是恢复鼻底的宽度。

舒茂国 对于鼻坎的重建，目前的主流方法是以鼻底肌肉重建为主，包括鼻中隔降肌、鼻肌鼻翼部分、提上唇口角肌、口轮匝肌等。可通过肌肉的复位和叠加来重建鼻坎。对于人中嵴和人中窝的重建，目前有肌肉叠瓦缝合、编织缝合、劈开缝合等方法。

牛永敢 在骨性结构稳定、基本对称的情况下，精细结构的重塑一般取决于：①肌肉的精确复位、肌肉的力量方向和不同方法的肌肉缝合；②局部皮瓣的灵活应用，尤其是形成鼻坎时，需要充分借用周围组织的张力和长度，以换取局部的隆起；③形成明显的立体结构与手术缝合的方法及次序也密切相关。

陈　阳 精细的结构修复主要是靠口轮匝肌的解剖重建。鼻坎的重建主要是依靠上三角瓣肌肉和侧唇的口轮匝肌叠加而成。人中嵴和人中窝的重建是依靠口轮匝肌的肌肉叠瓦缝合来实现。

尹宁北 第一副张力带的不同重建模式可以修复各种不同类型的鼻坎（比如丰满型鼻坎、尖型鼻坎及平坦型鼻坎）。而第二副张力带的重建可以形成单侧或双侧的人中嵴、人中窝，甚至可以调改人中嵴的方向和凸度，即人中的细节形态。

5 患侧鼻孔内的条状挛缩带如何处理？患侧鼻孔缘经常下垂使鼻孔显小和显低，需要修去鼻缘组织还是采取其他方法

王　健 患侧鼻孔内条状突出的病理基础是：鼻翼软骨外侧脚随扩大的梨状孔而向外下方移位，导致软骨尾侧缘紧张，从而突出于鼻腔前庭。解决策略为：①鼻翼软骨外侧脚脱套并与梨状孔附着点断离；

②使外侧脚复位；③重新定位外侧脚和前庭皮肤的关系。软骨的复位可以改善患侧鼻尖、鼻翼、鼻孔的外形，如果患侧鼻孔缘还有下垂，可做鼻孔边缘修整。

李承浩 我们认为，患侧鼻孔内的条状挛缩带，是指裂侧鼻孔前庭处的黏膜皱褶。目前，华西口腔唇腭裂外科的处理方法是：松解蹼状结构附着后，由鼻腔进针，经鼻面沟皮肤，最终行从鼻腔侧穿出的贯穿缝合，但中期复诊效果仍有待进一步观察与总结。

患侧鼻孔缘下垂使鼻孔显小和显低，此部位畸形多称为鼻部软组织三角悬垂。华西口腔唇腭裂外科的治疗经验是：于裂侧鼻翼缘作类Tajima切口，修整多余创缘皮肤，在非裂侧作鼻翼缘切口，通过两侧鼻翼软骨的相对缝合固定，达到延长裂侧鼻小柱、增加鼻孔高度的对称性的目的。

傅豫川 1990年，本人在《华西口腔医学杂志》上发表的《唇裂鼻前庭皱褶畸形及其矫治》一文中，将患侧鼻孔内的条状挛缩带称为鼻前庭皱褶。鼻前庭皱褶形成的原因有三个方面：①唇裂者术前鼻翼多为塌陷畸形，纵向软组织量趋于正常，而横向软组织量过多，当将横向过多的软组织曲卷到正常位置时，必然造成纵向软组织量不足，于是在纵向便形成了一个畸形牵拉，导致鼻前庭皱褶畸形。②有时鼻翼在横的方向，其鼻腔黏膜组织较多，皮肤组织较少，以致从外展的位置向内侧弯曲整复鼻孔时，过多的鼻腔黏膜即在鼻孔内形成皱襞。③黏膜、软骨、皮肤的致密度各不相同，当在鼻翼软骨与皮肤之间作了广泛分离之后，再用相同的矢力复位，无疑造成各层曲率不同，导致鼻前庭皱褶形成。本人采用悬吊缝合的方法来消除：在鼻前庭皱褶中份的边缘进针，从鼻面沟处出针，再从同一针眼回针，鼻前庭内出针的部位应横跨鼻前庭皱褶，最后打结并消除鼻前庭皱褶。将鼻模应用于临床之后，本人目前采用的方法更为简单和稳定，即充分潜行分离之后佩戴鼻模，让鼻模的标准结构来调整鼻腔黏膜的正常附着。

关于患侧鼻缘的处理，本人常常采用的是Tajima切口的改良方法，即在两侧穹隆等高的状态下设计鼻缘切口，并将下份皮肤的皮下组织去除后转至鼻腔面以增加鼻腔面面积，配合鼻翼软骨的潜行分离和佩戴鼻模会形成一个良好的鼻孔缘结构。

陈　阳　鼻腔内条状挛缩带为裂侧鼻翼软骨外侧脚向内下侧移位，附着在鼻腔黏膜上形成突起。处理方法为术中完全分离鼻翼软骨外侧脚，并将其复位，黏膜皱襞再加压固定即可矫正。患侧鼻孔缘下垂主要是由于鼻软骨的移位导致鼻翼塌陷，解决方案为首先进行软骨解剖复位，与对侧及鼻中隔固定，鼻腔黏膜不足可采用Tajima切口将下垂的部分皮肤转化为鼻前庭的黏膜。

尹宁北　在一期手术时，我们在完成了鼻底的张力带重建后常常发现随访时不出现这种条状挛缩带的结构。在一期手术未能进行张力带重建的情况下，二期手术时则常常见到这个结构。而且即使此时进行了第一副张力带的重建，这个结构有时仍会存在，不会随之消失。从张力带角度来看，这个条状挛缩带是第一副张力带过短的结果。此时我们会在鼻翼内进行一个补充操作，使得上外侧软骨与鼻肌翼部重新附着，称为"第一副张力带延长"，这个问题可以迎刃而解。

在进行第一副张力带延长的过程中，如果存在鼻翼缘下垂，可在同期把"多余"的组织消耗于延长的第一副张力带上，问题同时得到解决。

6　健患侧相差明显，难以接近时，是否主张调整或牺牲健侧组织而力求双侧对称？去除的量有无限制

王　健　健患侧相差明显，难以接近时，可以考虑健侧组织部分切除。

李承浩 回顾当前已阅读的文献，尚未查及此类临床研究。但是采用健侧鼻基脚的切除术恢复鼻翼对称性，可行但不应作为常规或主要矫治内容。

傅豫川 既往经验表明，在患侧鼻孔略小，但形态结构都很好的情况下，采用一种不留痕迹的鼻孔内侧的隐蔽切口，调整健侧组织，可以获得良好的效果。可见"调整或牺牲健侧组织而力求双侧对称"的战略对唇裂鼻畸形来说是可行的，但去除量的把控本人尚缺乏经验，而去除量的极限应该是有原则的，尚需进一步探讨。

朱洪平 尽量不通过破坏健侧鼻翼组织来恢复双侧的对称性。若需采用这种方法，应充分告知患者手术的风险，征得其同意。

舒茂国 健患侧相差明显时，主要通过调整患侧组织来纠正，一般不建议牺牲健侧组织，应该以健侧为标准进行矫正甚至过矫正。当然，如果健侧鼻孔过大或合并有其他畸形时，也可以考虑部分去除，以调整鼻孔的形状，恢复整体的鼻形态。

陈　阳 一般情况下以患侧调整为主，在特殊情况下可以牺牲健侧组织。

尹宁北 这种情况要分析原因。在大多数情况下，鼻孔大小的差别来自患侧鼻孔过小，此时应该采用患侧的鼻孔开大术式来解决；在较个别的情况下，确实会有纯属健侧鼻孔过大的可能，此时当然可以适当缩小健侧鼻孔。

值得注意的是调改鼻孔大小的方法，采用切除部分组织的方法有时会造成鼻孔轴向的不可逆变化，需要慎重。我们通常采用第一副张力带的调整，可以同时调改双侧鼻孔的大小。

7 患侧鼻底塌陷的评估与矫正方法

王　健　术前三维CT和触诊可以评估患侧鼻底塌陷的情况。严重的骨缺损可以进行硬组织（骨、软骨）移植；轻中度骨缺损或肌肉分离，通过鼻底肌肉复位就可以明显改善。后期还可以通过颗粒脂肪移植进一步修饰。

傅豫川　患侧鼻底塌陷的原因主要还是患侧颌骨畸形和发育迟缓。上颌骨的牙槽突及梨状孔是鼻底的支撑基础，而在单侧唇腭裂患者中，患侧梨状孔骨量的发育是不足的。另外，由于牙槽突裂的存在，在之后的自然发育轨迹中，患侧的小骨块常常表现为向后、向内扭转，两者均导致鼻底的支撑基础丧失对称性。所以，若不进行面中份颌骨发育的干预和补偿，患侧鼻底塌陷是必然的。现代技术又是如何进行面中份颌骨发育的干预和补偿的呢？有两个路径：一是早期在牙颌发育过程中，通过正畸和正畸＋外科的手段来促进牙颌的正常发育；二是到了成年发育稳定期（男性18岁，女性16岁），通过外科＋正畸的手段来修复和矫正牙颌的发育缺陷。

关于患侧鼻底塌陷的评估方法，目前还没有一个共识和统一的标准。武汉大学口腔医院唇腭裂中心正在与嘉一公司合作开发"唇裂术后效果3D评估系统"，其中也包括患侧鼻底塌陷的评估与分级。

舒茂国　患侧鼻底塌陷主要是由颌骨发育缺陷和肌肉异位附着导致，可给予术前CT检查评估，如果"台阶"差距小于3mm，建议行肌肉松解调整；如果大于3mm，则建议肌肉松解后再考虑软组织或者硬组织充填。矫正方法包括鼻底肌肉重建，牙槽突裂修复，梨状孔边缘软骨移植或者自体脂肪填充、真皮组织填充等，也可以采用Medpor、硅橡胶、膨体等人工假体植入的方式进行矫正。梨状孔边缘的充分显露很重要，软骨或假体植入后经常需要采用钛钉或可吸收板进行固定。

陈　阳　鼻底塌陷的评估包括软硬组织的评估。术前三维CT可以有效地帮助医生判断牙槽骨及梨状孔区骨量分布情况。如存在骨缺损，可考虑植骨，由于裂侧的肌肉发育较差及局部瘢痕，需要过度充填来弥补软组织的不足，同时辅助鼻底肌肉的重建。如仍不能矫正鼻底塌陷，可通过自体脂肪组织移植来弥补。

尹宁北　鼻底凹陷是唇裂畸形要解决的基本问题，这个问题不解决，就很难称得上是手术成功。一般大家都同意是骨性塌陷造成的鼻底低洼，因此解决的思路往往是硬组织填充。但换一个思维方式看，如果我们通过肌肉的张力系统重建，能够"担起"鼻底的皮肤，是不是可以屏蔽骨性凹陷带来的影响？在手术操作层面，鼻底的肌肉操作与鼻坎的操作雷同，是一个操作解决不同的问题而已。

8 患侧鼻翼有时下移（水平位置低），如何整复

王　健　患侧鼻翼有时下移，通常都伴随患侧唇下移，通过口轮匝肌鼻唇束的复位，可以一起解决。

傅豫川　患侧鼻翼水平位置下移从现象上看，由于不是颌骨纵深向的塌陷，似与颌骨的发育关系不大，但临床上很多病例，当牙颌的问题解决了，鼻翼水平位置也就自然恢复正常了，所以在牙颌的问题没有解决之前，建议暂时不要对鼻翼水平位置下移畸形进行整复。

朱洪平　患侧鼻翼位置下移或上移也是唇裂术后常见继发畸形，多是一期唇裂修复时肌肉错位缝合牵拉所致。一般通过再次进行肌肉脱套性解剖，调整肌肉和皮肤的缝合位置，基本能够矫正此类畸形。

舒茂国　患侧鼻翼下移往往合并患侧红唇变厚、下移，其原因多与患侧口轮匝肌异位复位有关。鼻底肌肉、口轮匝肌复位不到位，患侧口轮匝肌过长（垂直向）复位，均会导致患侧鼻翼下移，主要通过肌肉的

精确复位进行纠正。

牛永敢　鼻翼基底的下移整复需要解决以下问题：①口鼻周围肌肉的复位及力量均衡；②局部皮瓣转移，立体Z改形设计；③鼻腔内组织切除。

陈　阳　患侧鼻翼下移一般为肌肉错位缝合所致，可通过口轮匝肌的精细复位和调整来矫正。

尹宁北　这个问题的根源应该不在于口轮匝肌的位置，我们认为是由鼻肌翼部与对侧的口轮匝肌结合的方向和位置不恰当造成了鼻翼下移。因此解决方法仍然在于重建第一副张力带，在形成张力关系时需要适当上移结合点。

9　唇裂鼻二次修复的特点及注意点

王　健　唇裂鼻二次修复的重点就是要重新恢复鼻部骨、软骨支架结构的位置；增强软骨结构；去除陈旧瘢痕，恢复软组织罩的顺应性；调整软组织罩和支架结构的关系。

李承浩　唇裂鼻畸形具有多样化、复杂化的特点，且具有明显的人种差异性。根据东方人的鼻形态特点，我们于2012年提出"二焦点"理论，强调对鼻翼软骨与鼻上外侧软骨的附着关系重建，以恢复鼻翼软骨整体的高度并固定（鼻翼软骨内固定术）。该操作的关键不在于将两侧鼻穹隆最高点缝合在一起重建鼻尖，而是适当保持鼻尖部两侧鼻穹隆间相互分离的状态，以保持鼻翼的自然弧形和连续性。

傅豫川　唇裂鼻畸形是个复杂的问题，需要在从出生开始到成人的不同阶段进行恰当的发育干预和手术干预，即强调一个整体的序列治疗概念。

唇裂存在上颌骨发育不平衡，由于骨性支架畸形的影响，采用软组织的任何修复方法,均无法达到稳定的对称性,因此唇裂鼻畸形的二期整复时机便是核心问题。唇裂鼻畸形的二期整复分为早期(幼儿期)、中期(学龄前期)和晚期(青春期或成人期)。理想的二期整复时机应该在鼻部发育停止(女性到13岁,男性到15岁),牙颌畸形治疗完成之后,在一个正常的骨性支架上再行鼻畸形整复。

鼻继发畸形的整复原则和注意点是:①应尽量避免或减少鼻外切口;②手术切口最好选在有软骨或骨骼相隔处,在愈合过程中,软骨或骨骼会阻止相连组织不理想的收缩;③切口应尽量短,但要提供到达组织的足够入路和移动空间;④鼻软骨的矫形与复位;⑤严密缝合关闭切口,避免术后出血,确保一期愈合。

朱洪平 唇裂鼻畸形整复包括五个目标:①恢复鼻翼对称性,实现鼻翼软骨向前、上、内三维复位;②恢复双侧鼻孔的对称性,包括大小、轴向、两侧鼻小柱高度一致性,鼻小柱居中性;③改善鼻尖形态;④重建患侧鼻坎和鼻底的对称性;⑤改善鼻腔通气功能。

唇裂鼻畸形的表现复杂,需要结合鼻唇和牙槽突作为复合体来综合考虑,分析存在的畸形表现,采用不同修复技术加以矫正。单侧唇裂鼻畸形还存在鼻中隔偏曲畸形,常伴有骨性鼻中隔严重偏曲,需要同时矫正,除了采集鼻中隔软骨矫治鼻中隔偏曲、重建软骨支架外,常需要同时截除部分偏曲的骨性鼻中隔。此外,部分患者可能还伴有鼻骨偏曲畸形或鼻根过宽畸形,需要同期进行单侧或双侧鼻骨截骨矫正手术。最后,唇裂鼻畸形修复后容易复发,除彻底矫正外,术后需要长时间保持鼻孔外形,强调术后的护理。

舒茂国 唇裂鼻畸形往往表现更为复杂:患侧鼻翼塌陷、鼻孔不对称、鼻坎低平或缺如、鼻尖歪斜、鼻头肥大、歪鼻、鼻中隔偏曲、宽鼻、短鼻以及鞍鼻往往同时存在。修复则必须充分和患者进行沟通,了解其需求。唇裂鼻二次修复建议在成年后(16岁以后)进行,特点是此时患者面部轮廓发育已基本完成。手术修复需在充分彻底解剖、肌肉软骨张力松解的前提下复位肌肉、异位软骨，充分利用综合鼻整形的各种技术，采用软骨及其他各种移植物，在恢复畸形的同时行鼻部整形手术。手术往往需要对患侧鼻予以过矫正。鼻模佩戴往往需要超过1年。

陈　阳　唇裂鼻畸形的多样性和复杂性决定了没有一个固定的手术模式能够完全覆盖，需要根据患者鼻畸形程度和要求来制定个体化的手术方案。手术方案往往综合多种技术，比如鼻软骨异位复位、鼻中隔偏曲的矫正、软骨移植加强鼻部的支架结构、脂肪和筋膜的充填修复、鼻底及软组织的增量等。同时还应结合美容外科的理念，在矫正畸形的基础上，制作正常美丽的外鼻，来提升患者的自信心。

尹宁北　我们的观点比较简单。唇裂二期鼻畸形矫正并非一个有别于一期手术的特别的操作过程，两者本质上并无不同。换句话讲，我们所做的二期鼻畸形修复，无非是把一期手术中未能实现的唇鼻肌肉生物力学关系补充完整，这就像是一个"还债"的过程，一期欠下的债二期还。

10　唇裂鼻修复的最新理论、技术和进展

王　健　鼻唇部肌肉的复位和力学平衡的重建是唇裂鼻修复的基础；参考综合鼻整形的支架结构的搭建是关键；软组织罩的调整会影响到细节的呈现。

朱洪平　唇裂鼻畸形整复一直存有争议。1953年Scott提出的鼻中隔软骨传导颅底压力促使上颌骨发育的理论一直禁锢着人们的认识，需要等待生长发育停止后才能进行唇裂鼻畸形修复这一观点至今仍存在影响力。早在20世纪70年代末期，鼻中隔软骨发育中心理论已经被大量新的研究结论所质疑，McComb和Sayler等30多年的临床经验证实，早

期进行开放性鼻畸形整复,不仅能有效改善鼻外观,大大减少鼻二期整复需求,而且不存在影响外鼻发育的情况。法国医生Talmat等历经44年的临床实践,对患者至少经过17年的长期观察,也证明早期进行鼻中隔软骨的广泛分离,不仅不会影响鼻外观、上颌骨发育,还可大大减少鼻中隔偏曲的发生概率。2011年,Fisher等提出了唇裂鼻畸形发生的双应力理论,认为鼻畸形的形成是由于沿鼻翼软骨方向斜向上的额外应力和沿鼻孔边缘水平向的应力共同作用所致,因此鼻畸形整复需要同时消除这两个方向的异常应力。近年来,尹宁北教授提出的鼻周肌肉张力带理论和系列鼻唇仿生物力学修复技术,更充分阐明了鼻畸形的形成原理,并提出了临床解决方案。期待具体技术进一步得以推广,使更多唇腭裂患者受益。

舒茂国 唇裂鼻修复一直是个难点,一直在套用鼻整形的理念和技术,核心是把唇部和鼻翼周的肌肉附着重新尽量解剖复位后,再次评估鼻的外形可能更准确。进展:用整形美容的方法与理念重新定位唇裂鼻畸形的整复。

陈　阳 鼻支架结构的重建和生物力学的平衡是唇裂鼻修复的关键。3D打印个性化鼻支架将给唇裂鼻畸形患者带来福音。

手术名称：唇裂鼻二期整复术

术前术后对比照片（左为术前，右为术后4年）

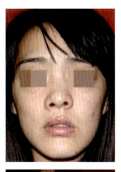
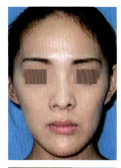
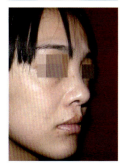
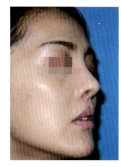
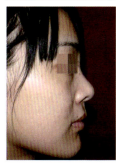
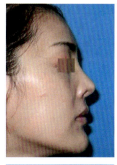
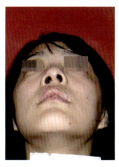
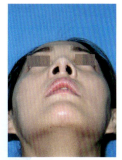

手术名称：唇裂鼻二期整复术

术前术后对比照片（左为术前，右为术后6个月）

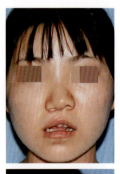
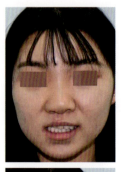
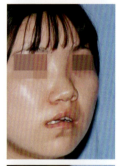
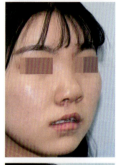
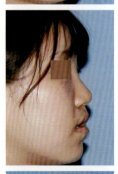
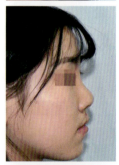
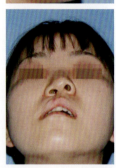
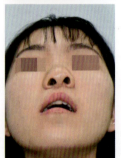

第七章

歪鼻及驼峰鼻畸形的整形美容

1 李江

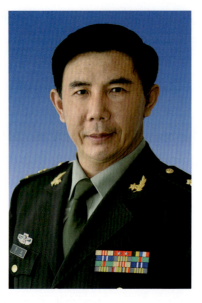

医学博士，主任医师，教授，硕士生导师。北京大学国际医院修复重建中心主任。

中华医学会整形外科学分会淋巴水肿专业学组副组长，中国中西医结合学会医学美容专业委员会皮肤外科分会主任委员，中国研究型医院学会整形外科学专业委员会常委，中国整形美容协会医学美学文饰分会常务理事，山东省医学会激光医学分会副主任委员，山东省医师协会美容与整形医师分会副主任委员。

1 歪鼻如何分型及治疗？截骨的适应证有哪些

歪鼻可分为S形、C形、斜形和不规则形（骨折后）；根据严重程度又可分为轻度、中度和重度。

对于轻度的畸形，可采用非截骨方法矫正，如注射填充矫正、磨骨矫正；合并有鼻梁低平时，可用假体填充矫正。修饰性矫正操作简单，安全有效。鼻歪斜明显，鼻腔通气严重受限时，可进行功能性截骨矫正。

严重歪鼻需要矫正的畸形包括鼻骨歪斜和不规则变形、鼻骨驼峰、鼻中隔软骨和犁骨歪斜、鼻头和鼻小柱歪斜等。

2　术后是否需要外固定？固定的方法和时间怎样

术后鼻内外均需作定形处理。术后2周内用热塑板外固定以维持外鼻形态。鼻腔内可予以碘仿或凡士林纱条填塞，保持双侧鼻腔对称和鼻中隔软骨膜愈合。术中填充材料7天后更换，第二次再填充5天。

3　歪鼻手术如何保持通气功能正常

侧边截骨起点在下鼻甲上方，保留Webster三角以提供外鼻阀支撑，使鼻中隔复位后，保持双侧气道通畅。重度鼻中隔偏曲会继发双侧下鼻甲肥大，必须处理肥大的下鼻甲。

4　侧边截骨如何避免泪道损伤

侧边截骨时沿鼻面沟进行，距离眼窝内侧3mm截骨，到了内眦水平转向内侧。截骨方法有三种：经开放式切口内截骨、内鼻阀部切口截骨和经皮微创截骨。

5　歪鼻手术如何保持外形和功能并重

严重歪鼻必有鼻中隔的弯曲，通过划痕使鼻中隔曲面扭曲和偏斜做原位伸直变平，切除少量多余软骨，并将鼻中隔尾端缝合到对侧鼻骨前棘骨膜上。

6 歪鼻手术是否需要矫枉过正

长期歪鼻不仅是支撑结构的歪斜，软组织均有适应性应力变化。严重的歪鼻畸形应适当矫枉过正，同时彻底松解周围软组织，以对抗后期的鼻整体回弹复位力量。

7 歪鼻术后复发的原因及预防措施有哪些

复发的主要原因是骨折移位力度太小并再复位，周围牵拉的软组织松解不充分，故手术截骨时在内眦处要转向内侧，截断部分内侧骨质，仅保留5mm的骨质不截，压断确保鼻骨移动到位。适当过度矫正约2mm，以对抗歪鼻复原。

8 歪鼻术后表面是否需要假体覆盖

歪鼻矫正后，表面可能不平整，可用骨锉修整鼻骨骨折毛刺；也可在表面覆盖筋膜。鼻梁高度不够时可用假体填充。

9 歪鼻截骨是不完全骨折还是完全骨折好

歪鼻矫正时，如果整个鼻骨完全截断，骨块移动后不稳定，尽量采用不完全骨折，但要确保骨折端移动到位，无回弹力量，否则容易复发。

10 歪鼻矫正是否同时需要取肋软骨

歪鼻患者的鼻中隔一般是弯曲的，需要做划痕处理。如果鼻头突度不足，可以取耳软骨或肋软骨作为鼻头辅助支撑物。

11　驼峰鼻矫治要注意什么

很多歪鼻合并驼峰，需要做术中处理。严重驼峰截骨时，应避免穿透深部黏膜；鼻背断面合拢，同时避免有断面毛刺。

手术名称：歪鼻截骨整复术

术前术后对比照片（左为术前，右为术后）

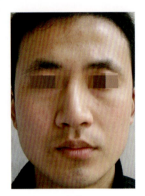
术前

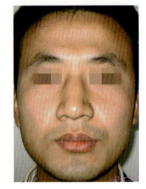
术后2年

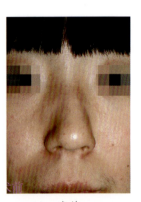
术前

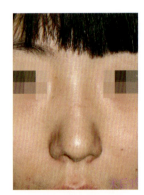
术后3年

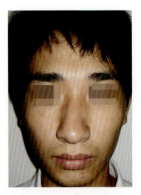
术前

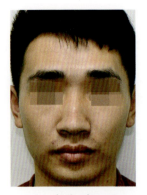
术后7年

2 杨甄宇

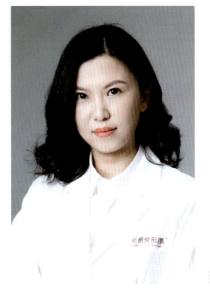

杭州整形医院主任医师，医疗组组长。

杭州市医学会医学美容学分会委员，浙江省医疗事故鉴定专家库成员，浙江省整形美容行业协会美容外科分会理事、面部年轻化和形体管理分会常委，中国医师协会美容与整形医师分会干细胞与再生医学亚专业委员会委员。

1 歪鼻如何分型及治疗？截骨的适应证有哪些

歪鼻是指鼻梁位置偏离中轴线。病因有先天性的，也有后天外伤引起的。根据其歪斜的方向，可分为C形、S形和侧斜形歪鼻。

截骨的适应证有：由于先天性畸形，后天性外伤、手术、疾病所造成的鼻锥体歪斜，包括鼻锥体位置偏离中央、鼻中轴偏斜、鼻中轴扭曲。

2 术后是否需要外固定？固定的方法和时间怎样

鼻腔内以碘仿纱条或者膨胀海绵填塞作内固定，鼻外用牙模胶塑形或者铝合金夹板固定。术后7～10天抽出鼻腔内纱条或者膨胀海绵，鼻外固定2周后去除，数月内防止外鼻碰撞。

3 歪鼻手术如何保持通气功能正常

截骨术的起点应该从下鼻甲附着部位之上开始，保留末端一块骨性三角即Webster骨性三角，以保护外侧悬韧带的连接，防止前庭变窄，保证骨性鼻通气道的通畅。

4 侧边截骨如何避免泪道损伤

鼻骨截骨时一定要尽量遵循预计截骨线，沿鼻面沟上行时在内眦角不要过深，以保护眼内眦韧带和泪囊不受损伤，且内眦韧带上方鼻骨较厚，很难操作，容易损伤鼻泪管。

5 歪鼻手术如何保持外形和功能并重

为此术中有几个重要环节应该注意：①矫直鼻中隔；②鼻骨锥的截骨移位及驼峰等骨突的去除；③侧鼻软骨与鼻中隔间的软骨支撑移植以及软骨移植重塑鼻尖、鼻翼和鼻小柱等鼻支架；④鼻背的修饰性假体植入；⑤鼻甲成形。

6 歪鼻手术是否需要矫枉过正

松解内外在牵拉力，复位解剖结构即可。

7　歪鼻术后复发的原因是什么

内外在牵拉力没有得到彻底松解，所有解剖结构复位不足，鼻中隔回复张力降低不够，对抗歪斜的拉力不足。

8　歪鼻术后表面是否需要假体覆盖

在矫正歪鼻过程中，截骨常会导致鼻背侧不规则或不平整，特别是皮肤薄的患者。在这种情况下，可以通过鼻背放置覆盖物进行修饰。

9　歪鼻矫正是否同时需要取肋软骨

在鼻支架的重建上，如果量不够，可以考虑。

10　驼峰鼻矫治的适应证有哪些？处理时要注意什么

适应证：驼峰鼻多系先天性的鼻骨、鼻中隔软骨和侧鼻软骨发育过度所致；外伤者多为鼻骨外伤后错位愈合或骨痂增生，而在鼻梁部形成棘状突起。外伤后出现的驼峰鼻，因鼻中隔过多偏曲，可阻塞一侧鼻孔，影响呼吸。

处理时的注意事项：

（1）矫正不足：骨与软骨去除不足是主要原因。术中需仔细检查，及时处理。必要时可在术后3个月重新进行手术矫治。

（2）阶梯畸形：缩窄鼻背时，因外侧截骨位置过高造成。术中两侧截骨在鼻骨基底部进行，可避免其发生。

（3）鞍鼻畸形：由术中鼻骨与软骨去除过多所致。可行隆鼻术矫正。

（4）两侧鼻背不对称：即截断的鼻骨向中间靠拢不一致。

手术名称：歪鼻截骨矫正术

术前术后对比照片（左为术前，右为术后2个月）

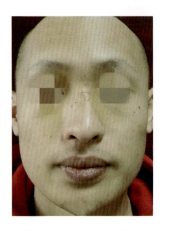
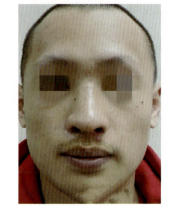
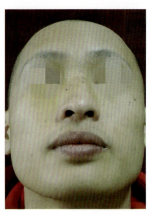
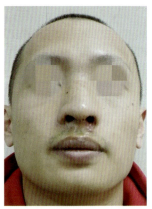

3 宋慧锋

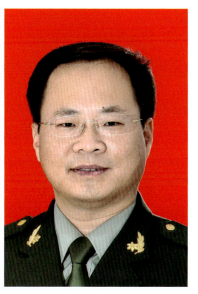

主任医师，硕士生导师，医学博士后。中国人民解放军总医院第一附属医院烧伤整形科副主任、五病区（整形重建与美容）主任，美国哈佛医学院博士后研究学者。

国际整形与再生外科协会（ISPRES）会员，美国整形外科医师协会（ASPS）国际会员，中国研究型医院学会烧创伤修复重建与康复专业委员会副主任委员，中国整形美容协会美容与再生医学分会副会长，中华医学会整形外科学分会鼻整形专业学组委员，中国整形美容协会鼻整形分会委员。

1 歪鼻如何分型及治疗？截骨的适应证、禁忌证有哪些

歪鼻畸形根据其解剖学特性，可分为三种基本类型：①鼻中隔尾侧偏曲，包括直的鼻中隔偏斜和S形鼻中隔偏斜；②凹陷畸形，包括C形鼻背畸形和反C形鼻背畸形；③凹陷或凸起鼻背畸形。

治疗方法均以手术治疗为主。根据患者情况可选择开放入路、闭合入路或内镜下行矫正手术。

存在骨性鼻锥偏斜是截骨术的适应证，因其他基础疾病而无法耐受

全麻手术的患者为截骨术的禁忌证。

2 术后是否需要外固定？固定的方法怎样

由于组织牵拉作用，在愈合过程中常会发生再次歪斜的情况，从而影响手术效果，因此术后需对新的外鼻形状进行固定。方法为：①术后双侧对称性鼻腔填塞保证鼻中隔位置居中并平直，也可使用直夹板固定于鼻中隔两侧后再进行鼻腔填塞；②使用可塑形材料制成的夹板完美贴合外鼻术后形状，使用胶布对夹板进行固定，也有人使用石膏绷带进行术后外固定。

3 歪鼻手术如何保持通气功能正常

歪鼻畸形患者几乎都伴有不同程度的鼻阻力增高甚至通气功能障碍。他们总是伴有鼻中隔偏曲，而鼻中隔又是鼻阀的重要支撑结构。鼻中隔支撑力变弱导致鼻阀塌陷，是鼻通气功能障碍的一个原因；而鼻中隔偏曲导致对侧下鼻甲代偿性肥大，也是鼻通气功能障碍的原因之一。

歪鼻矫正术的目的之一就是改善患者的通气功能。在手术中对通气功能的改善主要借助于以下操作：

（1）保留足够宽度的鼻中隔软骨背侧和尾侧的L形支架，以维持或扩大鼻阀的面积。

（2）将鼻中隔正确复位至中线，保证鼻阀面积。

（3）可将取下的鼻中隔软骨制备撑开的移植物来加固L形支架，扩大鼻阀面积，改善通气状况。

（4）对一侧或双侧下鼻甲肥大的患者，可行下鼻甲骨折术、下鼻甲部分切除术、下鼻甲黏膜下组织切除或下鼻甲消融等方法，以缩小肥厚的下鼻甲，扩大总鼻道面积，从而改善通气状况。

4 侧边截骨如何避免泪道损伤

在对鼻骨骨膜和鼻腔侧黏膜的剥离过程中要仔细操作，紧贴鼻骨进行精细的剥离；在截骨过程中要把握好截骨的方向，沿鼻面沟上行时在内眦处不要过深。

5 歪鼻手术如何保持外形和功能并重

（1）决心进行歪鼻矫正术的患者，除双侧鼻腔通气功能严重障碍者外，其对外形的要求远大于对功能恢复的期望，在术前要充分与患者沟通，了解其需求和期望值。

（2）充分复位鼻中隔，恢复其正常的生理状态。

（3）建立良好的支撑结构，必要时可使用软骨或其他材质植入物支架对支撑结构进行加固，不仅对外形的矫正能起到充分的固定作用，对通气功能的改善也至关重要。

（4）不要在歪鼻矫正的同时对鼻背进行大幅度的垫高，过高的鼻背会缩小鼻阀角，从而缩小通气面积。

（5）术后进行良好的固定，对维持外形和功能的稳定具有非常重要的作用。

6 歪鼻手术是否需要矫枉过正

在歪鼻矫正术中，只要做到充分复位和良好固定，就可达到理想效果。矫枉过正可能会导致对侧的支撑力减弱而使外鼻向另一方向歪斜，从而影响手术效果。

7 歪鼻术后是否容易复发？复发的原因及预防措施有哪些

目前尚无歪鼻术后复发的准确数据。一般认为，术后半年内随访通常效果较好，长期随访复发率较高。根据文献报道，歪鼻矫正术后复发率在5%～20%不等。

复发的原因包括：术中张力释放不彻底，未能完全行解剖复位，支架支撑强度不足，术后固定不到位，术中出血机化，术后鼻骨骨质增生，术后软骨吸收，术后挛缩导致张力改变。

术中行完全的解剖复位、彻底释放张力、保留足够宽度的鼻中隔软骨支架、使用移植物加强支撑力、彻底止血，术后佩戴鼻夹并对称性填塞，均可有效降低复发率。

8 歪鼻、驼峰鼻术后表面是否需要假体覆盖？适应证有哪些

歪鼻、驼峰鼻矫正术后使用假体覆盖表面的优点在于：①恢复截骨术后鼻背的正常高度；②抬高鼻尖部，有一定的美学效果；③掩盖截骨术造成的表面不规则畸形；④掩盖遗留的小的偏曲。

适应证为鼻尖、鼻背在矫正后存在一定塌陷，截骨术后鼻背部存在不规则畸形，以及偏曲难以完全复位者。

9 歪鼻截骨是青枝骨折还是完全骨折好？并发症有哪些

青枝骨折和完全骨折各有优缺点，见表7-1。

表7-1　青枝骨折和完全骨折的对比

	青枝骨折	完全骨折
优点	①存在一定的支撑力 ②对鼻背部高度影响小	①位置容易调整 ②容易固定
缺点	①位置调整及固定难度大 ②术后复发率较高 ③术后骨质增生	①支撑力差 ②术后鼻根部塌陷 ③术后骨质吸收

10　歪鼻矫正是否同时需要取肋软骨

自体组织的优势在于有着良好的生物相容性和感染、外露率低。肋软骨是良好的移植填充材料，具备良好的强度且来源充足，在取下的鼻中隔软骨或耳软骨强度不足以长期有效支撑鼻部结构，或鼻背等结构需要填充时，肋软骨是较为可靠的选择。但由于其创伤较大，手术切口明显，所以并非歪鼻矫正术的首选填充材料。

11　驼峰鼻矫治的适应证有哪些？截除驼峰时要注意什么

驼峰鼻是由鼻骨过度发育，引起鼻梁高拱，形似驼峰样的外鼻畸形。鼻骨部凸起而影响外观者，均可视为驼峰鼻矫正的适应证。

驼峰鼻矫正的手术方式包括全驼峰切除术、驼峰部分切除术、部分驼峰切除加部分充填和不切除驼峰而以提高鼻尖高度驼峰上凹陷处充填。

截除驼峰时需考虑的问题有：①应注意平整去除，尤其是骨-软骨过渡部位；②防止截骨过度导致中鼻拱狭窄；③防止上外侧软骨过度切除导致出现倒V畸形；④合并歪鼻的驼峰鼻在截骨时，注意两侧鼻侧壁高度的对称性。

手术名称：歪鼻合并驼峰鼻截骨矫正术

术前术后对比照片（左为术前，右为术后1个月）

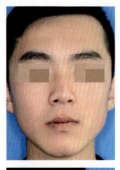
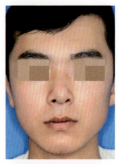
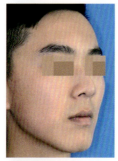
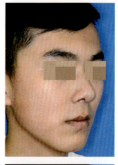
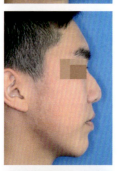
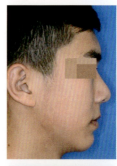
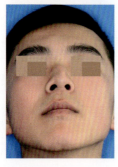
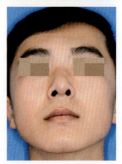

4 唐冬生

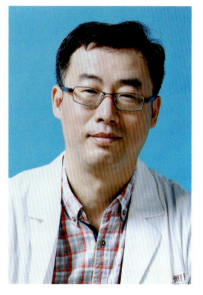

副主任医师。杭州整形医院整形美容科副主任。

中国整形美容协会颅颌面外科分会常务理事，中国医疗保健国际交流促进会整形与美容分会委员、微整形学组副组长，中华医学会整形外科学分会青年委员会委员，浙江省医学会整形外科学分会委员，杭州市医学会整形与显微外科学分会委员，杭州市医学会小儿外科学分会委员。

1 歪鼻如何分型及治疗？截骨的适应证、禁忌证有哪些

广义上的歪鼻指的是视觉上感觉鼻部锥体中线偏离了面部中线，即感觉鼻部歪斜，包括真性歪鼻和假性歪鼻。真性歪鼻即我们要讨论的狭义概念，是由于先天性畸形、后天性外伤或手术、疾病造成的鼻锥体的歪斜，包括鼻锥体位置偏离中线、鼻中轴的偏斜、鼻中轴的扭曲（C形或S形），或者是鼻锥体不对称。

根据鼻部歪斜的形态，可以分类为：①鼻尾部歪鼻，包括鼻中隔软骨偏斜和S形鼻中隔软骨扭曲；②鼻背凹陷性歪鼻（C形或者反C形）；

③鼻背凹陷或隆起性歪鼻；④混合性、复杂性歪鼻（兼有鼻背和鼻尾部歪斜）。

根据鼻部歪斜的组织病理，可以分类为：①骨性歪鼻；②软骨性歪鼻；③混合性歪鼻。

各种分型的治疗方法主要根据歪鼻的组织病理分类决定。如果是骨性歪斜，则多需要鼻骨截骨术（轻者可行磨骨术）进行矫正；如果是软骨性歪斜，则多需要进行鼻中隔软骨的整形术；若骨性与软骨性组织支架均有歪斜，则需要鼻骨截骨与鼻中隔软骨整形术联合进行。

截骨的适应证：由于鼻骨锥体结构错位愈合造成的歪鼻，必须通过截骨的方式使畸形的鼻骨锥体结构解体后，重新排列组合，重建鼻骨锥体结构。

截骨的禁忌证：非陈旧性的鼻骨骨折歪斜，或者非鼻骨锥体结构歪斜造成的歪鼻。

2 术后是否需要外固定？固定的方法和时间怎样

歪鼻术后为了使游离重塑的鼻骨良好地愈合，或者使矫正的鼻中隔软骨居中位愈合，鼻内外均需适当地加压固定。鼻腔内可予以碘仿或凡士林纱条填塞，填塞时注意双侧鼻腔的填充张力要对称，使鼻骨锥体结构和鼻中隔固定于中位，外观显示对称；鼻外部用胶布或者热塑板等加压固定，可有效预防出血、肿胀，术后1个月内用热塑板或铝塑板外固定以维持形态，减少复发。

3 歪鼻手术如何保持通气功能正常、外形和功能并重

几乎所有的歪鼻患者都伴有鼻中隔偏移，当鼻骨凹陷明显或者鼻中隔偏移严重，从而造成一侧或双侧鼻腔狭窄时，就会引起通气障碍。还

有一些通气障碍是由于鼻甲的代偿性肥大引起。歪鼻矫正不仅要矫正外形，保证术后通气正常也同样重要。当然，有些歪鼻并不伴有通气障碍，但是在歪鼻矫正过程中可能会引起通气障碍，对此我们要尽可能避免，并与患者沟通好。

（1）截骨时要保持外鼻阀的支撑，侧边截骨的起点应在下鼻甲上方，保留Webster三角。

（2）矫正鼻中隔软骨时，一定要保留足够宽度的鼻中隔软骨背侧和尾侧的L形支架（一般不小于1cm），以维持中隔支架的支撑。

（3）当有严重的下鼻甲肥大，鼻中隔矫正回复至正中位时，肥大的下鼻甲可能影响通气，此时可以考虑行下鼻甲切除。

4 侧边截骨如何避免泪道损伤

鼻泪管起源于泪囊窝，鼻泪管到鼻颌缝的距离为：顶部3.4±1.2mm，中部4.8±1.6mm，底部5.5±1.9mm。在对鼻骨骨膜和鼻腔侧黏膜的剥离过程中要仔细操作，紧贴鼻骨进行。侧边截骨时沿鼻面沟进行，截骨线距离眼窝内侧3mm，高度不超过内眦连线水平。

5 歪鼻术后是否容易复发？复发的原因及预防措施有哪些？是否需要矫枉过正

各种类型的歪鼻均有其病理基础，如骨性组织异位愈合歪斜、软骨组织偏斜扭曲，或者两者兼有。长期歪鼻可造成其歪斜的支撑结构具有一定的记忆性，即复位后仍有向原来歪斜位置移动偏斜的趋势，同时其被覆软组织亦有这样的特性。这就造成歪鼻术后有一定的复发率。所以手术时要尽可能彻底松解分离被覆软组织，使其在术后作用于支撑结构上的力量均衡；并且支撑结构要在无张力情况下于中线位置愈合，否则存在术后复发的可能。另外，术后鼻外部确切的固定也很重要。本人不主张矫枉过正。

6 歪鼻术后表面是否需要假体覆盖？适应证有哪些

歪鼻矫正后是否需要假体覆盖，主要取决于患者要求和手术具体情况。如果患者要求矫正歪鼻的同时增加鼻背高度，这时需要假体覆盖；鼻骨截骨复位或者鼻中隔软骨矫正后，鼻背仍有不平整或者轻微的突起凹陷，也可覆盖假体加以掩盖修饰。

7 歪鼻截骨是青枝骨折还是完全骨折好

歪鼻矫正截骨时，如果骨质完全离断，术后较难固定，鼻根部易塌陷，术后肿胀较严重；如果是青枝骨折，骨折端存在回弹力，鼻骨复位可能不完全，术后容易复发。所以张力完全释放、支撑结构确切地回复到中线，才是歪鼻矫正的关键。

8 歪鼻矫正是否同时需要取肋软骨

一般情况下，歪鼻整形不需要取肋软骨，如果鼻中隔软骨支架有一定的强度，在行鼻中隔软骨矫正时切取的适量软骨完全可以满足维持中隔的支撑。除非是歪鼻矫正的同时出现鼻背塌陷、中隔支撑减弱、鼻尖塌陷，或者患者要求明显抬高延长鼻尖，切取的鼻中隔软骨或者耳软骨不能满足要求，这时需要取肋软骨进行支架搭建，增强中隔的支撑。

9 驼峰鼻矫治的适应证有哪些？截除驼峰时要注意什么

驼峰鼻是由于鼻骨和中隔组织过度发育，引起鼻梁高拱而向前方成角凸出，形似驼峰样的外鼻畸形。一般不伴有通气障碍，多伴有宽鼻、鹰钩鼻；如因外伤后扭曲愈合或后期骨痂增生造成，可伴有歪鼻畸形和通气障碍。单纯驼峰鼻的矫正仅仅是为了外观。伴有通气障碍的驼峰鼻矫正，则需要同时改善外观和通气功能。轻度驼峰可以用骨锉磨除，重度驼峰则需要截除。软骨性突起可以剪除或切除，鼻骨突起要用骨凿去除，不宜一次性去除过多，以免鼻背凹陷。要一边去除少量突起，一边评估鼻背突起降低情况。如果伴有鼻中隔软骨扭曲需要矫正的，必须先去除驼峰，然后再行鼻中隔软骨切除，这样能够保证保留足够宽的鼻中隔软骨L形支架，以维持中隔的稳定性。

手术名称：歪鼻合并驼峰鼻矫正术

术前术后对比照片（左为术前，右为术后3个月）

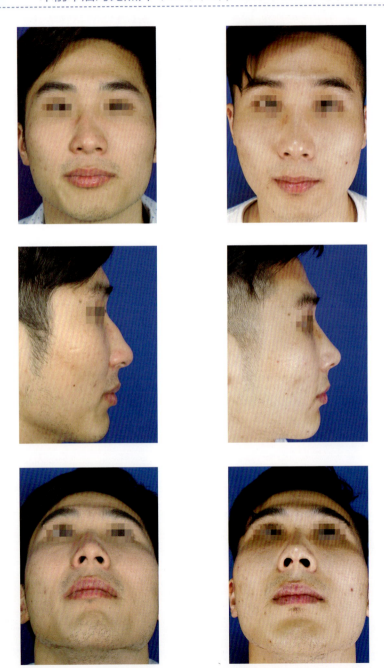

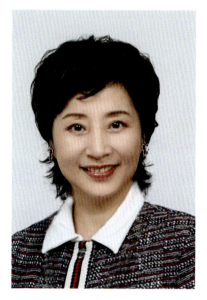

5 谭晓燕

主任医师，兼职教授，硕士生导师。杭州整形医院院长。

1 歪鼻如何分型及治疗？截骨的适应证、禁忌证有哪些

歪鼻的分型及治疗原则

（1）鼻中线结构的偏斜（真性歪鼻）

1）从形态学上分类，可以分成正反S形、正反C形、侧斜形"/"及不规则形。

2）从组织结构分类，可以分成骨性、软骨性和硬软骨混合性。

3）从病因学分类，可以分成先天性、外伤性和医源性。

该类偏斜的治疗原则是纠正引起鼻梁歪斜的鼻中轴部位的组织结构或医源性支架。

（2）鼻周面部结构偏斜、面中线扭曲引起的**假性歪鼻**（视觉误差），即由面部中线参照系统偏斜引起的歪鼻。

这类歪鼻的评估判断非常重要，忽视这一点，手术效果往往不满意，易造成不必要的医疗纠纷。

治疗原则：在计算机模拟的指导下，采用骨组织填充、脂肪填充或截骨等手段，先纠正鼻周结构之不对称，然后找到鼻中轴的相对平衡点，再施术。必须牢记的是，术前应与患者充分沟通，使之认识到畸形的病因所在和治疗的难度，达成共识是治疗结果满意的关键。

（3）鼻中线和鼻周结构都有偏斜，可称之为"复杂性歪鼻"。

治疗原则参照上面（1）和（2）所提到的。

截骨的适应证和禁忌证

（1）适应证：鼻部骨性结构引起的鼻梁歪斜，用非手术手段无法纠正之歪鼻。特别是外伤性歪鼻，骨结构错位愈合引起的中线偏斜。

（2）禁忌证：鼻新鲜骨折、急性炎症、脑脊液鼻漏、泪道异常等应作为相对禁忌证。

2 术后是否需要外固定？固定的方法和时间怎样

歪鼻整形手术是一个结构重塑的过程，需要张力释放、软骨及骨性组织的重新骨折复位、被覆组织的再覆盖等操作，分离范围广泛，如果是外伤性歪鼻，还需要彻底松解瘢痕和错位愈合的骨组织，因此创伤比较大。另外，形成歪鼻的局部软组织有很强的"记忆功能"，这也是歪鼻手术后容易复发的原因之一，故术后外固定很有必要。本人一般用膨胀海绵（止血海绵）或碘仿纱条行鼻腔内填塞3～5天，以保持鼻中隔居中，同时压迫止血。然后换成双孔鼻模1个月，鼻外用塑片贯通缝合固定7天塑性加止血。之后换成鼻外用铝合金塑形板固定1个月。

3 歪鼻手术如何保持通气功能正常

歪鼻整形术前一定要评估患者的通气情况。一般歪鼻常伴有通气功能障碍，这其中偏斜的中隔结构对通气的影响最大，其次代偿增生的鼻甲也会阻碍气流的进出。手术中应该先纠正骨性中隔和软骨性中隔的偏斜，释放张力，让其自然复位。重度变形的软骨仅靠释放张力仍不够，还需在软骨上做加减塑形，必要时去除严重影响通气的部分鼻中隔软骨。骨性中隔在操作时动作尽量轻柔，以免影响顶部的嗅神经；同时保护好内鼻阀的完整，术中需触探鼻道畅通无阻。除非增生非常严重的下鼻甲，一般增生的鼻甲可以不予处理，待其日后逐渐萎缩。术后膨胀海绵鼻腔填塞非常重要，要延伸至骨性中隔。通过评估其中隔偏斜纠正效果来决定填塞时间，一般放置3～5天。

4 鼻侧截骨如何避免泪道损伤

鼻侧截骨最大的风险就是损伤鼻泪管，要想规避这个风险，必须熟悉泪道的解剖走向（图7-1）。

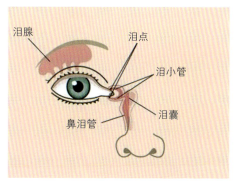

图7-1 泪道的解剖走向

泪液从上下泪点进入上下泪小管，然后汇集到泪总管进入泪囊，泪囊向下经鼻泪管开口于下鼻道，鼻泪管穿行于眶内侧壁骨组织中。郑东学教授从CT摄影中（图7-2）测量到从鼻颌缝到鼻泪管的垂直距离为3.4±1.2mm。鼻侧截骨时，眼眶的内下侧是最容易受损的部位，因为有1cm的鼻泪管得不到泪骨的保护。因此截骨线要保持与眼眶内侧壁至少3mm的距离（图7-3），才能预防鼻泪管和内眦韧带的损伤。

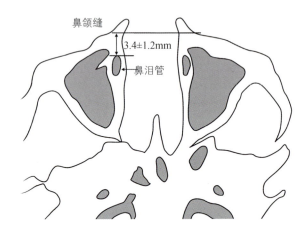

图7-2　鼻颌缝到鼻泪管的垂直距离

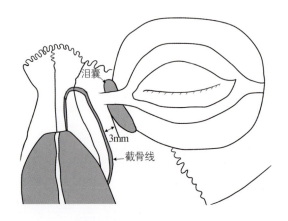

图7-3　截骨线距眼窝内缘约3mm，其外侧是泪管得不到骨保护的最脆弱的部位

5 歪鼻手术如何保持外形和功能并重

以往,国内整形外科和耳鼻喉科治疗歪鼻伴鼻中隔歪斜的目标是有区别的。整形外科更注重外形的恢复,而耳鼻喉科更注重通气功能的恢复。这些年,两个学科都对形态和功能加以重视。作为整形外科医师,在纠正外形的同时,要更加注重通气功能的改善。我们在进行歪鼻整形时发现,只要将中轴结构在无张力的情况下完全复位,通气功能也会随之明显改善。这是一个相辅相成的结果,就像搭房子,房梁房柱正了,房间一定是正的。大家也可以发现只有保持良好的通气功能,才能说明从结构上纠正了歪鼻,同时才能保持手术后良好的远期效果。因此单纯注重外形或功能,一是违背了医学的基本原则,同时肯定会影响整个手术效果。

6 歪鼻手术是否需要矫枉过正

歪鼻矫正手术原则上只要达到术中将鼻支架结构无张力地复位至鼻中线,没有必要矫枉过正,一是难以掌控过矫的度,二是难以判断术后的远期效果。但为了防止术后复发,术后的鼻腔填塞要适度可靠,一般为3~5天,外固定也要确切牢固,一般至少保持2周。本人会在术后固定上进行两侧力量的微调。特别是鼻中隔偏曲严重的患者,两侧鼻腔放置填塞物的量和时间是需要微调的。因此,术后1个月内2~3次的复诊是很有必要的。

7 歪鼻术后是否容易复发?复发的原因及预防措施有哪些

"歪鼻术后可能复发"是每个整形外科医师术前要告知患者的最重要的内容之一。因为引起歪鼻的原因太多,有先天的、后天的、真性的、假性的、硬组织的、软组织的、静态的、动态的、单因素的、多因素的、两侧鼻周肌力大小不一的等，只要是术中没有将引起歪鼻的原因消除，术后就会出现复发，使原有的症状再现。因此手术前的评估至关重要。国外文献报道，歪鼻的矫正效果和医生的经验成正相关，高年资医生的歪鼻整形效果明显优于低年资医生，这和经验密切相关。就本人近30年的歪鼻病例回顾，歪鼻术后复发率呈逐年下降趋势。

术前评估、术中判断是避免复发的重要步骤。当患者按照术前评估方法进行手术，术中发现仍然存在纠正不全，这时应马上分析找出其他诱因，及时解决，直到支架在无张力状态下鼻中线回位。然后是术后的填塞、外固定等需确切可靠。若拆除缝线后发现鼻梁仍有轻度歪斜或有歪斜倾向，可以试图用纸胶或手法让其复位后再予外固定。也可嘱咐患者自己重复此动作，但必须在医生的指导下学会规范操作。这样多数患者是可以达到预期矫正目标的。

8 歪鼻、驼峰鼻术后表面是否需要假体覆盖？适应证有哪些

一般歪鼻和驼峰鼻截骨整复后无须假体覆盖，除非有隆鼻之需求。有时鼻骨截骨后会产生断端的棱角感，这多见于鼻背部皮肤组织较薄者，必要时要用骨锉磨平断端，并手法复位使之贴合紧密。当然，若患者有增高鼻梁的需求，假体的植入也是美化鼻梁外形的重要手段。一般假体植入适用于：①截骨后需要改善鼻背高度、弧度和宽度；②鼻背截骨后断端棱角明显，且患者对鼻背触觉有较高要求；③外伤性歪鼻有部分骨缺损者。

9 歪鼻截骨是青枝骨折还是完全骨折好？并发症有哪些？如何预防

歪鼻截骨术式的选择取决于临床具体情况。其主要目的是释放张力，使移位的骨组织重新复位。一般内外侧截骨后在鼻根部保留部分骨组织，手法使之青枝骨折，以防游离骨块的过度塌陷和骨不连的发生。

截骨的并发症有鼻泪管损伤、截骨线过高形成的台阶畸形、两边不对称形成复位困难等，严重者可因截骨导致鼻腔狭窄而影响通气。严格认真的术前检查十分必要，特别是术前CT检查，可以辅助手术方法的实施，避免因截骨后导致的鼻腔狭窄。

10 歪鼻矫正是否同时需要取肋软骨

一般通过骨组织的调整和鼻中隔整形术，歪斜的鼻梁都可以得到较好的矫正，而无须肋软骨的植入。但在一些严重的鼻梁歪斜案例，特别是外伤后导致的鼻梁歪斜，鼻中隔软骨或鼻骨常出现缺损，此时需要移植软骨组织重塑支架结构，并起到填充支架组织的作用。肋软骨硬度、组织量相对较大，可以应用肋软骨进行支架结构的重塑。再就是出于美容效果考虑，如歪鼻同时伴有短鼻、鼻尖塌陷等需要强有力支架支撑的畸形，肋软骨移植可以起到延长和增高鼻尖的作用，也是很好的选择。

11 驼峰鼻矫治的适应证有哪些？截除驼峰时要注意什么

驼峰鼻在高加索人种的发生率远高于亚裔人种。轻度驼峰鼻一度还是不少男女生的崇拜鼻型，因为驼峰鼻通常不伴有通气功能障碍，因此，驼峰鼻的纠正主要是出于外形需求。术前要充分了解患者的心理需求，计算机术前模拟是我院的常规项目，我们发现国内相当一部分轻中度驼峰鼻患者，更希望增加驼峰上下的高度，这类患者可以通过鼻根部的注射填充治疗实现，可在鼻根部注射脂肪或玻尿酸。轻度驼峰可经鼻内入路进入鼻背，用骨锉磨除驼峰，或用骨凿削平驼峰。重度驼峰则需要截除驼峰，降低驼峰的高度。截除的量需要术前评估，不可截除过度，以免形成鼻梁凹陷畸形。重度者鼻中隔软骨与鼻骨连接之礁石区往往呈过度隆起，软骨可以用手术刀或组织剪去除，鼻骨用骨凿去除。去除之前应保护好鼻中隔黏膜，以免误伤。

手术名称：歪鼻截骨及鼻中隔综合矫正术

术前术后对比照片（左为术前，右为术后6个月）

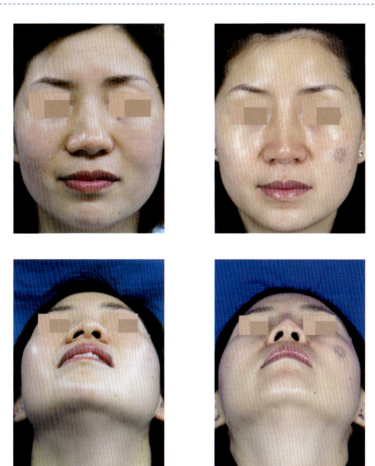

手术名称：歪鼻截骨及鼻中隔综合矫正术

术前术后对比照片（左为术前，右为术后6个月）

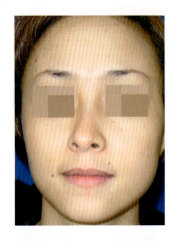
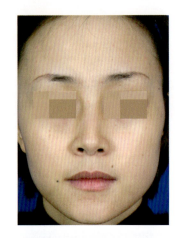
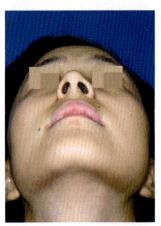
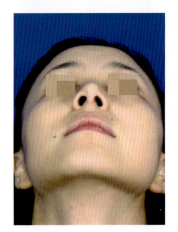

6 蹇洪

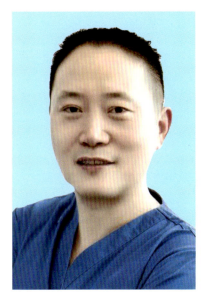

主任医师，教授。原杭州整形医院。

1 轻度歪鼻如何矫正

对于轻度的畸形，可采用非截骨方法矫正，如注射充填软骨、假体充填矫正，其操作简单安全。

2 术后如何固定

术后鼻内外均需适当加压，鼻腔内可予碘仿或凡士林纱条填塞，鼻外部用纱布卷、热塑板、绷带等加压固定，可有效预防出血。术后3周内用热塑板外固定以维持形态。

3 歪鼻手术如何保持通气功能正常

（1）侧边截骨起点在下鼻甲上方，保留Webster三角，以提供外鼻阀支撑。

（2）重度鼻中隔偏曲会继发双侧下鼻甲肥大，必须处理肥大的下鼻甲，使鼻中隔复位后，保持气道通畅。

4 侧边截骨如何避免泪道损伤

侧边截骨时沿鼻面沟进行，距离眼窝内侧3mm截骨，到了内眦水平转向内侧。

5 歪鼻手术如何保持外形和功能并重

严重歪鼻必有鼻中隔的弯曲，可保留1cm宽度的L形支架，切除其他弯曲的鼻中隔，通过划痕、V形切除等方法调直鼻中隔L形支架，并将其基底缝合到对侧鼻棘骨膜上。术前做鼻部CT检查，以了解鼻中隔弯曲情况。

6 歪鼻手术是否需要矫枉过正

长期歪鼻不仅是支撑结构的歪斜，软组织也均有适应性应力变化。长期严重的歪鼻畸形应适当矫枉过正，同时彻底松解周围软组织，以对抗恢复过程中软组织回弹的张力。

7 歪鼻术后复发的原因及预防措施有哪些

复发的主要原因是青枝骨折力度太小而回弹，周围牵拉的软组织松解不充分,故手术中侧边截骨时在内眦处要转向内侧,截断部分内侧骨质,仅保留5mm的骨质不截,然后内压形成青枝骨折,确保鼻骨移动到位。

8 歪鼻术后表面是否需要假体覆盖

歪鼻矫正后,表面必然不平整,因此表面最好覆盖假体或筋膜。

9 歪鼻截骨是青枝骨折还是完全骨折好

歪鼻矫正时,如果整个鼻骨完全截断难以固定,就尽量采用青枝骨折,但要确保骨折端移动到位,无回弹力量,否则容易复发。

10 歪鼻矫正是否同时需要取肋软骨

歪鼻患者的鼻中隔一般是弯曲的,需要做划痕处理后作为保留L形支架的加强材料;如果材料不足,就需要取肋软骨作为鼻中隔辅助支撑物。

手术名称：驼峰鼻歪鼻截骨矫正术＋自体肋软骨鼻尖成形术

术前术后对比照片（左为术前，右为术后6个月）

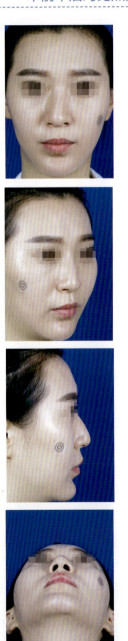
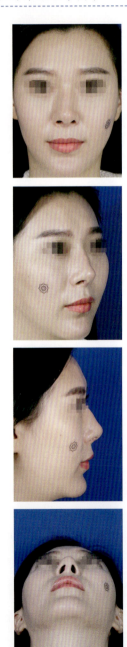

7 郑永生（建议与共识）

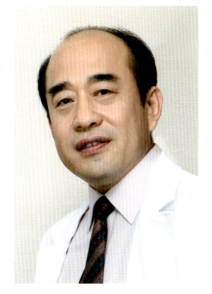

整形外科医学博士，主任医师，硕士生导师。首都医科大学附属北京同仁医院整形外科主任。

1 歪鼻如何分型及治疗？截骨的适应证、禁忌证有哪些

根据鼻梁歪斜的形态，可以分类为C形、S形和侧斜形三种。根据病理性因素，可以分类为骨性歪斜、软骨性歪斜以及骨性与软骨性支架均有歪斜三种。

对应的治疗方法一般根据病理性分类更有意义，如软骨性歪斜多需行鼻中隔整形术；骨性歪斜需行截骨术矫正；若骨性与软骨性支架均有歪斜，则需要截骨术与鼻中隔整形术联合施术。

对于轻度的小范围局部歪斜畸形，可采用非截骨方法矫正，如注射充填软骨、假体充填等修饰性矫正方法，其操作简单安全。

截骨的适应证：陈旧性鼻骨，或上颌骨额突歪斜，导致明确的鼻梁歪斜者。

截骨的禁忌证：新鲜的鼻骨骨折歪斜。

2　术后是否需要外固定？固定的方法和时间怎样

术后鼻内外均需适当加压，鼻腔内可予碘仿或凡士林纱条填塞，鼻外部用纱布卷、热塑板、绷带等加压固定，可有效预防出血。术后3周内用热塑板外固定以维持形态。

3　歪鼻手术如何保持通气功能正常

（1）侧边截骨起点在下鼻甲上方，保留Webster三角，以提供外鼻阀支撑。

（2）重度鼻中隔偏曲常继发对侧下鼻甲肥大，当鼻中隔矫正回复至正中位时，肥大的下鼻甲可能影响通气，此时可考虑处理肥大的下鼻甲，使鼻中隔复位后，保持气道通畅。

4　侧边截骨如何避免泪道损伤

侧边截骨时沿鼻面沟进行，截骨线距离眼窝内侧3mm，于内眦水平折转向内侧。

5　歪鼻手术如何保持外形和功能并重

严重歪鼻必有鼻中隔的弯曲，治疗原则是对影响通气的鼻中隔骨性部分予以去除，对鼻中隔软骨部分则尽量保留；如软骨影响形态和功能，则需要通过减张方法松解软骨张力，并适当去除部分影响通气的软骨，保留鼻背和尾缘部分鼻中隔软骨1cm以上，以维持支架结构的稳定。若所剩的软骨倒L形支架也存在歪斜畸形，则可通过划痕、部分厚度切割使之在无张力情况下调整至正中位，此时可根据情况在倒L形支架上增加软骨条以增强其支持力。软骨条可来自切除的后下方鼻中隔软骨，也可采用肋软骨以及耳郭软骨等。若鼻中隔尾缘歪斜，可考虑将鼻中隔尾缘与前鼻棘离断，重新固定于正中位。总之，鼻中隔软骨的无张力居中状态是手术的关键。

6 歪鼻手术是否需要矫枉过正

长期歪鼻不仅是支撑结构的歪斜，软组织也均有适应性应力变化，故应彻底松解鼻软组织覆盖，以确保术后软组织的均衡覆盖。由于软骨组织存在一定的记忆，故在行鼻中隔整形术时，彻底矫正歪斜畸形、调整张力至均衡是手术的关键所在。骨性组织歪斜在截骨后，更要做到无张力愈合，否则存在复发的可能。但不主张矫枉过正。

7 歪鼻术后复发的原因及预防措施有哪些

复发的主要原因是青枝骨折不彻底、周围牵拉的软组织松解不充分，故手术中侧边截骨时在内眦处要转向内侧，截断部分内侧骨质，仅保留3～5mm的骨质不截，此处可手法压断以确保鼻骨对合到位。术后的鼻外夹板固定塑形也很重要。

8 歪鼻术后表面是否需要假体覆盖

歪鼻矫正后，表面常有不平，此时可用手术刀削割，一般软骨性不平均可削平，较薄的鼻骨下端组织也可以削平。当然也可以在鼻背表面放置假体或筋膜，以修饰和掩盖鼻骨表面之不平。

9 歪鼻截骨是青枝骨折还是完全骨折好

歪鼻矫正时，如果整个鼻骨完全截断难以固定，就尽量采用青枝骨折，但要确保骨折端基本断离，无回弹力量，否则容易复发。

10 歪鼻矫正是否同时需要取肋软骨

歪鼻患者一般多需行鼻中隔整形术，弯曲的鼻中隔软骨经部分厚度切割后，弹性会下降，特别是保留的L形支架部分，更需要坚强的加强材料。如果自身鼻中隔软骨材料不足，就需要取肋软骨作为鼻中隔辅助支撑物。

手术名称：驼峰鼻截骨矫正术＋歪鼻矫正＋中隔整复＋鼻尖成形术

术前术后对比照片（左为术前，右为术后3个月）

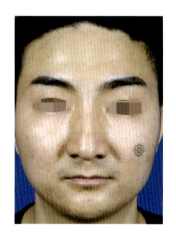
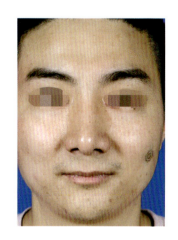
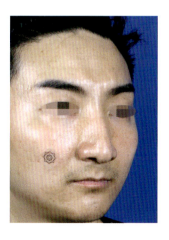
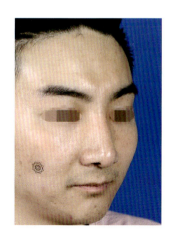

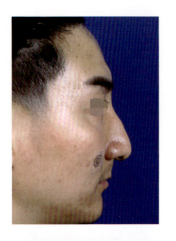
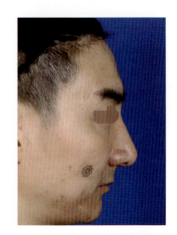
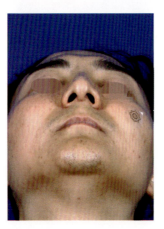
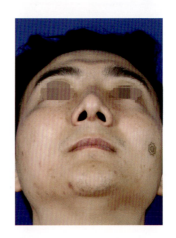

鼻下部畸形的整形美容

1 包奎

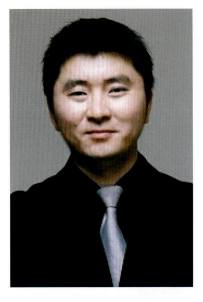

美容整形外科主治医师。
原云南省第一人民医院。

中国中西医结合学会医学美容专业委员会鼻整形分会委员，中国整形美容协会面部年轻化分会委员，海峡两岸医药卫生交流协会整形美容专业委员会青年委员会委员。

1 鼻头缩小的适应证有哪些？针对不同的鼻头肥大，可采取哪些相应的手术方式

鼻头缩小的适应证：①鼻尖宽大；②鼻尖上转折宽大；③鼻尖下小叶宽大；④三者联合。

手术方式：①鼻翼软骨头侧部分切除；②采取鼻尖缝合技术；③应用鼻小柱支撑移植物；④应用鼻尖移植物；⑤鼻尖皮下组织去除。

2 鼻小柱畸形一般会有哪些临床表现？相应的解决措施有哪些

鼻小柱畸形的临床表现及相应的解决措施包括：过宽，主要是缩窄

鼻小柱移植物、鼻中隔延伸移植物；过窄，主要是增宽鼻小柱移植物、鼻中隔延伸移植物；偏斜，进行鼻中隔软骨尾侧偏曲纠正；歪，进行鼻中隔软骨尾侧偏曲纠正、鼻嵴纠正、鼻小柱支撑移植物纠正；退缩，鼻中隔软骨尾侧端向尾侧端延伸、鼻小柱基底填充移植物；悬垂，以鼻中隔软骨尾侧缩短为主。

3 鼻翼缩小不同的手术方法会产生哪些并发症？术前如何筛选患者？术中如何避免并发症的发生

鼻翼缩小手术分为三类：鼻堤切除、鼻翼楔形切除、联合切除。手术能处理约90%的鼻翼修整，容易实施且没有后遗症。鼻翼宽度大于内眦间距2～4mm者适于手术。避免并发症发生的要点为：①术中所有切口都要在翼褶上1mm；②注射局麻药前应用游标卡尺仔细测量所有切除部位；③约98%的双侧切除是一样的；④水平褥式缝合鼻堤，确保切口外翻；⑤患者必须精心保持缝线清洁，直到1周后拆除。

4 两侧鼻孔不对称一般会继发于哪些情况？如何纠正

两侧鼻孔无绝对的对称，有相对的对称。两侧鼻孔不对称比较明显，容易继发于中线偏斜、软三角不对称、鼻翼小叶不对称、鼻翼基底异常等，需针对每个亚单位进行纠正。

5 鼻基底填充的适应证有哪些？手术过程中要注意什么

适应证为上颌骨发育不良，鼻翼基底凹陷。术中注意鼻翼基底形成密封的骨膜下植入囊腔，填充物量适中，避免影响微笑。

6 鼻下端畸形中不同的亚单位出现皮肤量不足，该如何处理

例如可通过长期牵拉试验、术中充分分离以获得充足的皮肤量。

7 鼻下端畸形中不同的亚单位出现不理想的瘢痕，该如何处理

例如用鼻唇沟皮瓣修复鼻翼严重烧伤瘢痕。

8 鼻下端畸形中出现软骨结构不对称，且损害严重，该如何补救

可行肋软骨构架重建。

9 鼻下端中软骨结构的重建，不同亚单位重建的软骨一般推荐什么自体软骨

鼻翼软骨重建以肋软骨皮质、耳软骨为主，鼻中隔软骨重建以肋软骨中间部分为主。

10 在鼻下端畸形修复中，专家们有哪些警示名言

鼻下端畸形修复成功的关键在于：详尽的术前诊断，细致的术前方案，严谨的原因分析，自我纠正的术后回顾。

2 孙豪、王新宇

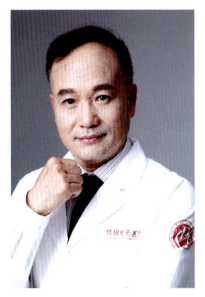

主任医师，教授。杭州整形医院整形外科主任，组织工程国家工程研究中心浙江省分中心专家。

中华医学会整形外科学分会耳再造专业学组委员，浙江省整形美容行业协会美容外科分会副会长、面部年轻化与形体管理分会常务理事，中国医师协会美容与整形医师分会乳房整形、眼整形亚专业委员会委员，浙江省医学会医学美学与美容学分会常委，浙江省医师协会美容与整形医师分会委员，浙江省中西医结合学会医学美容专业委员会委员，杭州市医学会整形与显微外科学分会副主任委员，宜春大学教授，浙江省医学会医学鉴定专家库成员，杭州市医学会医学鉴定专家库成员。

1 鼻头缩小的适应证有哪些？针对不同的鼻头肥大，可采取哪些相应的手术方式

（1）鼻头软组织肥厚：分离两侧鼻翼软骨，形成一蒂在上方的脂肪结缔组织瓣，去除或者翻转充实鼻翼软骨和鼻背软骨间隙。如软骨发育

差,皮下减薄后,缩小鼻尖的宽度即可。

(2)鼻头端软骨肥厚:鼻翼软骨均匀肥厚者,需部分切除鼻翼软骨中线附近的软骨,穹隆部拉拢缝合,鼻头端被覆软组织通常不需处理。

(3)外侧脚异常增厚:切除大部肥厚的外侧脚软骨,仅保留近穹隆部鼻孔缘软骨。合并软组织肥厚,可以同时修薄软组织。

(4)穹隆部增厚:修薄穹隆部软骨。

(5)内侧脚前突:鼻尖部过度前突圆钝,仅需通过部分切除修薄鼻翼软骨内侧脚,就可以获得较好的治疗效果。

(6)鼻翼软骨分离:以收拢分离的鼻翼软骨为主,对于部分伴有增厚的分离软骨可适当切除。

(7)整形不当致鼻头肥大:由手术植入过多的假体、各种异体或自体的软硬组织移植物引起,可针对发病原因作相应处理。

(8)复合型鼻头肥大:伴有鼻小柱短小、短鼻、长鼻、鹰钩鼻等其他鼻畸形,这类病例需同时进行自体软骨移植,鼻小柱延长,鼻延长或鼻缩短、缩小等综合鼻整形。

2 鼻小柱畸形一般会有哪些临床表现?相应的解决措施有哪些

(1)鼻小柱过宽:鼻翼软骨内侧脚过于卷曲外展或肥大致鼻小柱过宽畸形者,可行鼻小柱缩窄术。以系带为中心,距唇龈沟唇侧0.5cm处水平切开黏膜,继而分离黏膜下软组织,待显示软骨后切除其间结缔组织。肥大的软骨可作适当的修剪缝合。另于前鼻孔内新形成的鼻小柱的上下各贯穿缝合2针,使外展的两侧鼻翼软骨内侧脚充分贴合。缝合后在鼻孔左右用干棉球填塞压迫,术后予以适量抗生素预防感染,6天拆线。若要加高鼻尖,可另做前鼻孔内侧切口,在鼻翼软骨穹隆部稍外分离软骨,拉拢缝合。

(2) 鼻小柱偏曲：鼻外伤、鼻中隔严重偏曲、唇腭裂和齿根错位等，均可致鼻小柱扭曲畸形。目前多数学者主张鼻畸形的延期矫治应在鼻部发育基本完成以后。鼻小柱由鼻中隔软骨及前鼻棘决定，仅仅改变软组织的形态如鼻底悬吊或局部改形，随着组织的增生或修复及骨性支架支撑力的作用，外形仍然可能渐渐向手术前外形恢复，只有将骨性结构予以改变才能长久固定，从根本上解决形态的纠正。临床实践证明，经过改变前鼻棘位置纠正鼻小柱的偏曲畸形远期效果满意。

(3) 鼻小柱过短：鼻尖严重低平伴鼻小柱过短者，术前用鼻孔拉钩或无齿镊插入双侧鼻孔向前方提拉至鼻尖达到正常高度，观察鼻部皮肤弹性和唇部活动情况，如局部皮肤弹性良好，鼻小柱基部的唇部组织无明显活动，行鼻小柱自体肋软骨支撑杆移植即可达到鼻小柱延长效果；如果局部皮肤紧张且弹性差，则需行中隔及鼻小柱支撑杆和鼻底叉形瓣复合组织修复。

3 鼻翼楔形切除的方式有哪几种？能达到什么样的效果

(1) 纵向缩小鼻翼：上方弧线切口前端起于鼻翼沟，向下延伸至鼻翼内缘稍内侧部。弧线切口位于鼻翼内侧，向鼻翼后部至鼻翼后缘内侧部，切开鼻翼内壁的方向应与鼻翼壁相垂直。鼻翼下方切口起止点与鼻翼内缘切口相同，先在鼻翼底部做切口，进刀的方向平行于鼻翼壁，将鼻翼壁劈开；鼻翼内缘上方切口的定位和下方切口切开的深度，要视拟纵向缩小鼻翼的程度而定。鼻翼内缘切口进刀的方向垂直于鼻翼壁。

(2) 横向缩小鼻翼：在鼻翼外缘的鼻翼沟做切口，沿鼻翼沟切开鼻翼外缘，其中鼻翼外缘的下半部全层切开。对切开的鼻翼外缘的最后部做楔形切除。楔形切除的最宽部位在鼻翼后缘的鼻翼底部。

(3) 重塑鼻翼：先缝合鼻翼下缘切口。因创面似新月形，内外切口长度不等，应两侧等份缝合，且两切口外低内高，将外侧鼻翼向内翻转与内壁缝合。缝合鼻翼后外缘创面时，先将切口最下方缝合固定，鼻翼外缘也按等份缝合创面。缝合塑形后鼻翼下方瘢痕自然可隐于鼻孔内下缘，鼻翼外侧的瘢痕则位于鼻翼沟，两瘢痕相交于鼻翼后下方的底部。

4 鼻翼缘手术术前设计、术中操作、术后护理要注意什么

保持双侧鼻翼对称性，鼻翼缩小适度，术中注意面动脉走行，切口注意减张缝合，保持切口清洁干燥。

5 两侧鼻孔不对称一般会继发于哪些情况？如何纠正

（1）单侧唇裂或单侧唇裂术后继发：某些患者在唇裂一期整复时，没有达到功能性修复。对于这样的患者，需将口轮匝肌止点从不正常的附着处分离，行端端缝合并固定于前鼻棘，恢复口轮匝肌的功能。鼻翼畸形主要由于鼻翼软骨发育不良及鼻胚胎发育时旋转不全所致。将鼻翼软骨内侧脚上提与健侧固定，外侧脚分离固定到正常位置，重塑鼻翼软骨环，对鼻整复至关重要。手术不仅是复位与重建，更重要的是对缺损组织的补偿。上唇皮瓣（Millard术式C瓣、鼻坎组织瓣或上唇瘢痕组织瓣）通过旋转插入鼻孔基底，扩大了鼻孔。此局部皮瓣位置邻近，且本为瘢痕修整时应切除的组织，旋转性好，易于设计，是较为理想的选择。

（2）假体隆鼻术后继发：假体鼻尖部过于粗大，压迫一侧鼻翼软骨致其塌陷，可出现鼻孔不对称；L形假体的鼻小柱部分过长、过粗，偏向一侧，可出现小柱偏斜。处理方法为：取出假体后重新在鼻背深筋膜深层分离适当大小的腔隙，将塌陷的鼻翼软骨与对侧鼻翼软骨拉拢缝

合，恢复其正常的解剖位置。假体的小柱应细、窄，鼻尖部应薄，不能太宽。

6 鼻基底填充的适应证有哪些？填充材料如何选择？手术过程中要注意什么

鼻基底填充的适应证为面中部凹陷。

（1）应用自体骨或软骨游离移植的方法矫正面中部凹陷，存在骨吸收率高、供区选择受限和供区受损等问题。

（2）应用自体脂肪移植及注射填充物的方法矫正面中部凹陷，方法简单易行，但需反复注射，相对于假体填充效果不能持久，且支撑力度不能完全达到满意效果。

（3）珊瑚羟基磷灰石（CHA）作为骨移植替代物，使用时具有很好的生物相容性，在临床骨科、口腔科应用时间较久。其应用历史长、范围广、病例多且并发症少，术后满意度高。

术中应注意：①严格执行无菌操作。因膨体为多孔结构，使血液进入微孔内，形成良好的细菌培养基，极易感染，采用稀释庆大霉素氯化钠生理溶液进行负压抽吸浸泡处理，可有效降低术后感染的发生率；②术中腔隙需适当分离，植入层次应在骨膜平面；③修剪时以锋利手术刀切削为主，经纯粹切削膨体不影响组织长入，并防止过度牵拉和挤压而导致膨体内部结构变形，妨碍组织长入而产生假体变形、移位。术中需遵守三无标准，即无菌操作原则、"无阻力"植入、无挤压雕塑，是预防膨体术后并发症的重要手段。

7 鼻下端畸形中不同的亚单位出现皮肤量不足，该如何处理

如有缺损，可考虑局部皮瓣与植皮，以局部皮瓣为首选；如果只是

皮肤量不足，可牵引或者植入微型扩张器。

8 鼻下端畸形中不同的亚单位出现不理想的瘢痕，该如何处理

早期瘢痕建议激光介入，尽早介入，配合药物祛瘢；后期瘢痕仍然明显，可考虑手术，手术时机建议半年后，待瘢痕稳定时。术中、术后主要是注意不要过多地去除组织。

9 鼻下端畸形中出现软骨结构不对称，该如何补救

必须手术重新调整软骨结构。

10 鼻下端中软骨结构的重建，不同亚单位重建的软骨一般推荐什么自体软骨

鼻下端中隔结构重建可采用自体鼻中隔软骨或肋软骨，鼻翼处重建可采用自体耳软骨。术中软骨支架要求固定确切、稳定，能对抗皮肤软组织的张力回弹。

手术名称：鼻尖肥大整形＋膨体隆鼻术

术前术后对比照片（左为术前，右为术后3个月）

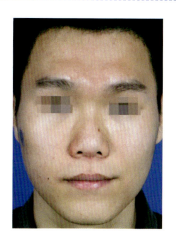
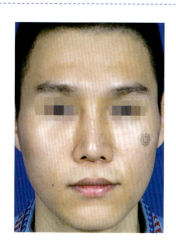

3 张晨

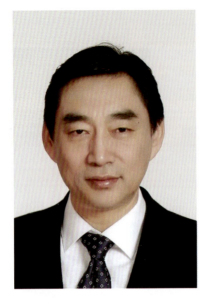

大连大学整形外科研究所教授，主任医师，医学博士。兼职沈阳美莱医疗美容医院院长。

1 鼻头缩小的适应证有哪些？针对不同的鼻头肥大，可采取哪些相应的手术方式

鼻尖肥大表现为鼻尖宽度大于鼻基底宽度的1/3，或绝对宽度大于1.5cm，导致鼻尖与鼻翼分界不清晰。

鼻尖肥大可分为病理型、生理型和混合型。

病理型为螨虫刺激局部反复感染导致局部软组织肥厚（酒糟鼻早期），形成皮肤真皮硬壳。此种类型需皮肤科规范治疗后局部注射曲安奈德软化皮肤，再行鼻尖整形。手术建议切除鼻尖上区脂肪组织，真皮深层纵横切断部分增厚组织。鼻尖移植物适当小于正常尺寸。多余皮肤从鼻小柱、鼻翼缘和鼻翼基底部切除。术后超常规时限进行外固定，持续压迫鼻尖上区。

生理型为鼻翼软骨过于宽大、穹隆分离所致。手术可通过鼻翼软骨头侧切除加软骨穹隆缝合及鼻尖移植物来重塑鼻尖形态。术后如鼻尖部皮肤顽固维持术前形态，可局部适量注射曲安奈德（每侧取10mg/ml曲安奈德0.2~0.3ml）。手术建议切除鼻尖上区脂肪组织，真皮深层纵横切断部分增厚组织。鼻尖移植物适当小于正常尺寸。多余皮肤从鼻小柱、鼻翼缘和鼻翼基底部切除。术后超常规时限进行外固定，持续压迫鼻尖上区。

混合型则综合采取上述两种方法。

2 鼻小柱畸形一般会有哪些临床表现？相应的解决措施有哪些

先天畸形为鼻小柱退缩或鼻小柱下垂，判断标准依据Gunter分型。鼻小柱退缩，可用Plunger移植物或改形的鼻小柱支撑杆进行调整；鼻小柱下垂，可适量切除鼻中隔尾侧软骨和膜性鼻中隔。

后天畸形多为偏斜，最好是采用Kim分型和对应的手术方法。本人不建议采用郑东学教授的方法。

鼻小柱过窄多为鼻小柱V-Y推进瓣所致。按原切口切开，逆行Y-V推进，并充分动员上唇皮肤解决鼻小柱皮肤不足的问题。

3 鼻翼缩小不同的手术方法会产生哪些并发症？该如何处理

（1）瘢痕明显：是鼻翼缩小最常见的并发症，主要发生在真皮对合不够整齐、切口两侧的皮缘长度不一致以及切口感染、裂开等。术后没有有效限制下面部活动也是瘢痕明显的原因之一。严重者需切除瘢痕，再次缝合。突起的瘢痕，可注射少量曲安奈德进行控制。

（2）鼻翼切除过多：一般鼻翼缩小的宽度为3mm，极少大于5mm。

一旦切除过多将导致鼻孔过小，影响吸气。需采取邻近的组织移植或远位的游离组织移植。

（3）两侧切除组织不均衡，导致鼻孔、鼻翼不对称：需再次手术，依患者具体情况判断是补充不足还是切除多余一侧。

4 两侧鼻孔不对称一般会继发于哪些情况？如何纠正

任何鼻整形手术都包括分离、重建和缝合固定三个主要环节。由于鼻子是中线对称性结构，因此在处理外侧软骨和鼻翼软骨时，上述三个环节的任何一步没有顾及两侧对称的情况，都会影响到鼻孔的对称。影响最大的是鼻翼软骨内侧脚和支撑杆之间的固定缝合。任何术中的不对称都很难通过术后的非手术措施调整回来，所以在每一步骤完成后，都要认真评估两侧的对称性。其次，鼻翼软骨支撑杆、鼻翼缘轮廓移植物以及鼻孔内的皮瓣推进或耳部复合组织移植物的不对称，都会影响到鼻孔。鼻基底缩窄也可直接导致鼻孔不对称。

5 鼻基底填充的适应证有哪些？手术过程中要注意什么

鼻基底填充主要适用于鼻唇沟过深者。术中应避免植入物过大，压迫眶下神经。分离腔穴时，适当松解梨状孔周边的软组织附丽对缩窄鼻基底有一定的好处。

6 鼻下端畸形中不同的亚单位出现皮肤量不足，该如何处理

鼻尖到鼻根之间皮肤量不足，术前予以牵拉；术中扩大分离范围至鼻面沟＋松解鼻背软骨交界区的肌肉固定带；术后延长鼻背夹板外固定时间，延长拆线时间。

鼻小柱皮肤量不足，可设计自鼻小柱向两侧鼻基底延伸的叉样皮瓣，尽量避免鼻小柱的V-Y推进，以免鼻小柱过窄。

鼻孔外露（鼻翼纵向缺损），可在鼻孔内设计V-Y推进瓣或耳部复合组织移植。

7 鼻下端畸形中不同的亚单位出现不理想的瘢痕，该如何处理

明显的鼻小柱和鼻基底瘢痕，需切除后重新缝合；突起线状瘢痕，可注射小剂量曲安奈德；凹陷性瘢痕，可分离后填充自体脂肪；鼻孔内增生性瘢痕，可注射曲安奈德；蹼状瘢痕，可行Z成形术。其他瘢痕不需处理。

8 鼻下端畸形中出现软骨结构不对称，且损害严重，该如何补救

需要使用自体软骨重建支架系统，并视具体情况决定是否使用鼻翼支撑杆和鼻翼缘轮廓移植物。

9 鼻下端中软骨结构的重建，不同亚单位重建的软骨一般推荐什么自体软骨

支架结构搭建最好的是鼻中隔软骨，其次是肋软骨，再次是耳软骨。难度中等偏下的病例，可考虑鼻中隔软骨和耳软骨联合使用。鼻尖部盾牌状移植物以鼻中隔软骨较好，onlay移植物以耳软骨较好，鼻翼缘轮廓移植物以肋软骨皮质较好，鼻翼软骨支撑杆以鼻中隔软骨和肋软骨较好。

10　在鼻下端畸形修复中，专家们有哪些警示名言

完美的鼻尖整形离不开皮肤完好的顺应性，在矫正鼻下端畸形之前，请认真评估鼻下端的皮肤。

手术名称：肋软骨移植鼻下端整形术

术前术后对比照片（左为术前，右为术后6个月）

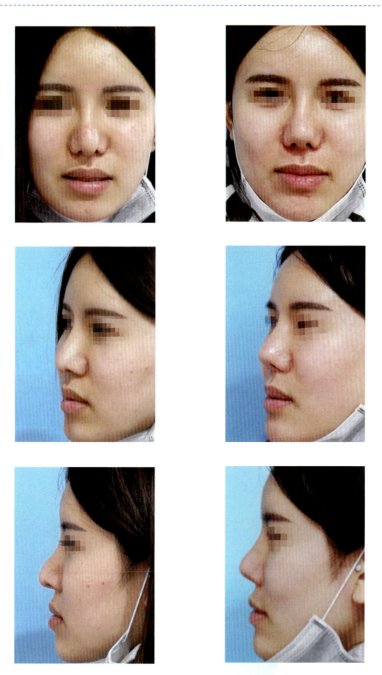

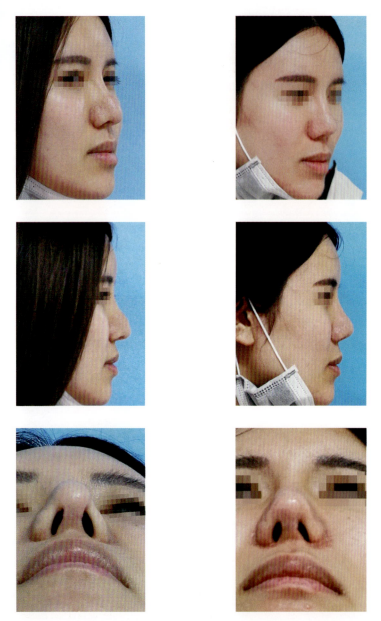

注：该患者来诊时，为外院鼻中隔及双侧耳软骨加硅橡胶假体鼻整形术后3个月。当时鼻子过长，鼻尖下旋，突度不足，鼻尖部位皮肤呈橘皮样，质韧，活动较差。给予5mg/ml曲安奈德局部注射，每次0.3ml，每月1次，注射3次，休息3个月后手术。

4 郭宗科

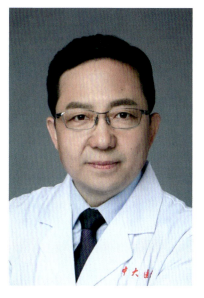

东南大学附属中大医院烧伤整形科副主任医师,副教授。

1 鼻头缩小的适应证有哪些?针对不同的鼻头肥大,可采取哪些相应的手术方式

鼻头缩小的适应证常常是因为鼻头的大小与鼻部的形态不协调,给人迟钝、笨拙的感觉,尤其是女性,宽大的鼻头就显得不灵动优美。一般鼻头的宽度为1~2cm,超过这个范围,就可以称为大鼻头,如果从美学角度看,就是鼻头缩小的适应证。

按照鼻头肥大的成因,有鼻翼软骨型的鼻头肥大,有鼻头皮肤及皮下组织型的肥大,有复合型的肥大。鼻翼软骨型的鼻头肥大,主要是切除宽大的鼻翼软骨,将分离的鼻翼软骨中线位缝合,使鼻尖缩小,同时结合鼻尖帽状移植物以及盾牌状移植物的使用,使整个鼻尖达到理想的优美形态。鼻头皮肤及皮下组织型的肥大,需适量地切除皮下肥厚的软

组织。复合型的肥大，则需结合前两型的方法。

2 鼻小柱畸形一般会有哪些临床表现？相应的解决措施有哪些

鼻小柱畸形按照形态分类，常见的临床表现有：鼻小柱过短过宽，鼻小柱内陷，鼻小柱下垂，鼻小柱偏斜，鼻小柱缺如。

鼻小柱过短过宽以及鼻小柱内陷，常常是由于鼻小柱先天性发育不够导致，因此常用的解决措施是鼻小柱支撑移植物的使用，以及结合皮肤 V-Y 皮瓣延长鼻小柱。

鼻小柱下垂常常是因为鼻小柱发育过度，导致鼻小柱过于突出，需切除部分皮肤或鼻翼软骨内侧脚。

鼻小柱偏斜常常是因为鼻小柱左右两侧的张力不一致造成的，需针对两侧差异的张力病因治疗。瘢痕性的需松解瘢痕，用各种局部小皮瓣改变张力方向。鼻翼软骨两侧发育不对称的，需加强发育较弱的一侧和（或）降低发育较强的一侧的张力。由鼻中隔软骨造成的鼻小柱偏斜，在鼻中隔软骨的偏斜纠正后，鼻小柱的偏斜自然就得到纠正。

鼻小柱缺如常常由后天的外伤、肿瘤造成，需要结合皮瓣技术进行鼻小柱再造。

3 鼻翼缩小不同的手术方法会产生哪些并发症？术前如何筛选患者？术中如何避免并发症的发生

鼻翼缩小手术主要有两种方法：①切除部分鼻翼组织法；②埋线法。

切除部分鼻翼组织法主要的并发症就是鼻翼沟处瘢痕的形成。瘢痕的形成还有可能会影响鼻孔的形态，甚至部分患者会出现鼻孔缩小影响通气的情况。

埋线法主要的并发症是出现缝线的脱落，患者早期鼻底上唇的不适。

本人认为在行鼻翼缩小手术时，需在术前鉴别患者的鼻翼肥大是真性肥大还是假性肥大，鉴别手术的适应证才是最关键的，而手术的过程并没有太多的关键技术。

对于鼻翼明显扩张的真性肥大，主要是采取切除部分鼻翼的方式。但是对于假性的鼻翼肥大，常常通过抬高鼻尖以及鼻小柱延长的鼻综合手术就可以纠正；如果在此基础上再切除部分鼻翼组织，则只会增加鼻翼切口的张力，加重瘢痕的形成。

4 两侧鼻孔不对称一般会继发于哪些情况？如何纠正

两侧鼻孔不对称一般继发于两侧鼻翼软骨不对称的发育、鼻小柱偏斜以及鼻翼缩小术时不对称的处理。

术前的沟通：世界上没有两片完全相同的叶子，两侧鼻孔也是如此，因此术前充分的沟通是很有必要的，两侧的完全对称无法满足，且术前拍照就存在两侧鼻孔的不对称。

术前和术中的评估：术前评估包括两侧鼻翼的宽度是否一致、两侧鼻翼的皮肤张力是否一致、两侧的鼻孔外露是否一致等。术中评估包括两侧的鼻翼软骨是否发育一致、鼻中隔软骨是否偏斜、侧鼻软骨是否发育对称等。术中需按照这些评估的结果进行手术，该松解的松解，该加强的加强，该复位的复位。

术后的护理：主要是针对早期填塞方面。两侧鼻腔不对等的填塞，可能会造成术后鼻孔的大小不等。

5 鼻基底填充的适应证有哪些？手术过程中要注意什么

鼻基底大致定义为鼻和上唇相连的基底部分，如果这部分的凹陷能让鼻子凹在一个洼地里，那么增加鼻基底部的容量就能够解决面部凹陷和改善凸嘴问题。

手术过程中要注意：①剥离区域有面动脉和眶下孔，操作应轻柔，避免损失重要的血管神经束。②剥离腔隙和假体的大小匹配。剥离腔隙范围过大，术后假体移位；剥离腔隙过小、张力过大，可能会出现压力性骨萎缩。③表情不自然。鼻基底区域有提上唇鼻翼肌、提上唇肌、颧大肌、颧小肌等表情肌分布，早起可能出现表情不自然。

6 鼻下端畸形中不同的亚单位出现皮肤量不足，该如何处理

鼻下端畸形中不同亚单位的皮肤量不足，本人认为主要表现在鼻小柱、鼻翼缘以及软三角区域。

鼻小柱的皮肤量不足，可以动员鼻小柱基底的组织。鼻翼缘的皮肤量不足，需要动员鼻前庭皮肤组织，将整个鼻穹隆内外的皮肤罩动员起来，动员的范围到鼻翼沟乃至鼻背，向前向下延伸，必要时可以做鼻翼缘的软骨加强移植。软三角区域组织的动员是在鼻翼缘组织获取基础上的额外收获，如果皮肤罩获取得少，那么软三角区域获取的组织量就少，甚至没有。

总而言之，任何组织都不可能凭空获得。

7 鼻下端畸形中不同的亚单位出现不理想的瘢痕，该如何处理

不同亚单位出现了不理想的瘢痕，首先要分析造成不理想瘢痕的原因。我们都知道整形外科的基本原则和基本技术，想要达到微痕或者无痕，就必须牢记并遵守这些基本原则和基本技术的要求。

至于不同亚单位出现不理想的瘢痕，常常是因为张力过大与局部感染引起，周围没有足够相匹配的组织。严重的常需动用周围组织乃至远位组织进行修复。修复很难，预防比治疗更关键、更重要。

8 鼻下端畸形中出现软骨结构不对称,且损害严重,该如何补救

鼻下端的软骨结构主要包括鼻翼软骨、鼻中隔软骨尾侧端、鼻翼软骨和侧鼻软骨的卷轴区域。术中主要根据以下实际情况进行评估：①软骨的不对称性形成的原因；②软骨的支撑力；③软骨的形态。需按照这些评估的结果进行手术，该松解的松解，该加强的加强，该复位的复位。

9 鼻下端中软骨结构的重建,不同亚单位重建的软骨一般推荐什么自体软骨

鼻翼软骨的重建，推荐耳软骨；鼻小柱支撑移植物及鼻中隔延伸移植物，推荐鼻中隔软骨或肋软骨。

10 在鼻下端畸形修复中,专家们有哪些警示名言

鼻整形并不能凭空塑造一个全新的鼻子，任何的改变都是在原有鼻部基础上的改善和修饰。

手术名称：鼻端肥大整形，即鼻尖皮下浅筋膜部分切除术＋鼻翼及基底帆船形切除术（鼻翼修薄，鼻孔缩小，矫正鼻翼下垂）＋自体双耳软骨鼻端支架加强重塑、鼻尖鼻翼缩小成形术

术前术后对比照片（左为术前，右为术后3个月）

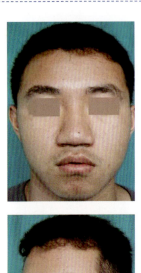
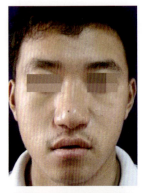
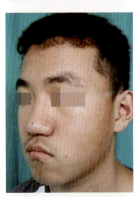
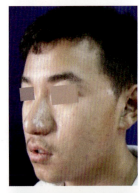
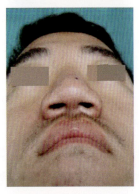
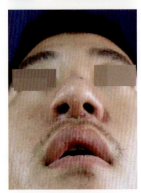

5 廖连平

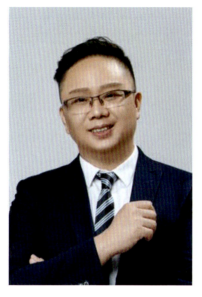

整形美容主治医师。成都美雅娜医疗美容医院院长，江西宜春学院特聘副教授。

中国中西医结合学会医学美容专业委员会鼻整形分会常委，中国非公立医疗机构协会整形与美容专业委员会鼻整形美容分委会委员，中国整形美容协会中西医结合分会第一届理事会委员、脂肪医学分会第一届委员会委员。

1 鼻头缩小的适应证有哪些？针对不同的鼻头肥大，可采取哪些相应的手术方式

鼻头肥大包括：①鼻头组织肥大；②鼻翼软骨宽大或者间距过宽；③混合上述两种情况；④临床多见的还有手术原因引起的鼻头肥大，组织增生，鼻尖移植物或者支架过宽、过大、过厚。

鼻头肥大的处理：针对组织肥厚者，可将皮下与软骨间组织去除，减少体积。对于鼻翼软骨宽大者，可做头侧端切除，收拢缝合、缩小，同时通过改变容量分布来缩小鼻头，即延长鼻子，抬高鼻尖。对于手术原因引起的鼻头肥大，可以通过切除增生组织，修整移植物大小、

厚薄，改变容量分布，或者注射曲安奈德来达到缩小目的。

鼻头的大小和鼻子的大小、脸型五官的大小息息相关。要根据实际情况并结合顾客的要求来综合衡量，大部分情况下是综合处理，以达到缩小的目的。

2 鼻小柱畸形一般会有哪些临床表现？相应的解决措施有哪些

鼻小柱先天性畸形

（1）鼻小柱退缩：可利用鼻中隔延伸移植物的长度、鼻小柱支撑移植物的位置关系，来矫正鼻小柱退缩。

（2）鼻小柱下垂：切除鼻中隔尾侧软骨或者膜性鼻中隔，以矫正鼻小柱下垂。

（3）鼻小柱偏斜：大部分伴有鼻中隔软骨的偏斜。可通过矫正鼻中隔软骨的偏斜来矫正鼻小柱偏斜。

鼻小柱后天性畸形

（1）鼻小柱凹陷：大部分是由手术后挛缩导致。可予以对因治疗，松解，支架重新搭建，筋膜、软骨填充。

（2）鼻小柱偏斜：因原手术支架搭建不正，两侧力量不平衡引起。可进行对因治疗。

（3）鼻小柱悬垂：因支架搭建过长、角度偏尾侧、下旋等引起。可进行对因治疗。

（4）鼻小柱过宽或过窄：主要通过调整鼻中隔延伸移植物与鼻小柱支撑移植物的厚薄、大小，来改变鼻小柱的过宽或者过窄。

3 鼻翼缩小不同的手术方法会产生哪些并发症？术中如何避免并发症的发生

（1）翼面粘连：鼻翼和面部皮肤粘连，瘢痕明显。主要是因手术切口选择在鼻翼和面部皮肤交界处，形成瘢痕粘连。

关于切口位置，以选择在皱褶往上1～2mm处为佳，同时做好对位缝合。

（2）改变鼻孔形态，鼻孔不对称：多见于鼻翼贯穿切除时，因两侧切除的量不一致、缝合力量不一致、位置高低有区别等引起。

对于鼻翼外切手术，本人的原则是能不切尽量不切，能少切尽量不多切，尽量不要贯穿切，切除量尽量一致，缝合细致对称。对于并发症，则以预防为主。

4 两侧鼻孔不对称一般会继发于哪些情况？如何纠正

鼻孔的对称性问题是最难的问题，没有两个绝对对称的鼻孔，应尽量做到相对对称。两侧鼻孔不对称常常继发于：

（1）鼻翼切除：多见于鼻翼贯穿切除时，两侧切除的量不一致、缝合力量不一致、位置高低有区别等。为此，做鼻翼切除手术时应尽量不要贯穿切，切除量尽量一致，缝合细致对称。对于并发症，则以预防为主。

（2）鼻综合手术时：做鼻综合手术时经常会发现术后两侧鼻孔不对称，原因有很多。为此，术前要做认真检查，检查鼻孔对称性，对于原有不对称的要告知；手术中两侧的切开、分离，支架的搭建，鼻翼软骨的固定位置、两侧力量，尽量做到一致；对于鼻翼软骨内侧脚、中间脚、外侧脚的形态及力量，尽量做到双侧一致；甚至到最后的缝合，缝合位置、高低、松紧对鼻孔形态都有影响，应边做边观察调整，尽量做到相对对称。

5　鼻基底填充的适应证有哪些？手术过程中要注意什么

鼻基底填充适用于鼻翼基底凹陷、鼻唇沟过深者。

手术过程中要注意骨膜下剥离，分离范围以凹陷范围为主，避免过大面积剥离；注意保护眶下神经；填充量宁少勿多，适量填充。

6　鼻下端畸形中不同的亚单位出现皮肤量不足，该如何处理

对于鼻下端畸形中皮肤量不足时，不轻易手术，通过长期皮肤牵拉获得一定的皮肤量，同时和患者沟通，认识手术难度，达成一致意见，再进行手术。术中尽量做到最大范围的松解与分离，以获得一定的皮肤量。支架力量尽量做到足够对抗皮肤的收缩或者挛缩，张力大的位置尽量有筋膜包裹支架，保护皮肤；反对以鼻小柱或者上唇V-Y切口来获得多余皮肤。

7　鼻下端畸形中不同的亚单位出现不理想的瘢痕，该如何处理

鼻下端畸形中不同的亚单位出现不理想的瘢痕时，因为皮肤量的限制，瘢痕不做轻易切除，可通过松解、瘢痕下修平、转瓣等进行灵活处理。

对于鼻翼缘缺失、软三角缺失的皮肤量不足时，可用耳郭复合组织修复。

8 鼻下端畸形中出现软骨结构不对称,且损害严重,该如何补救

可利用肋软骨片、肋软骨皮质进行修复重建。

9 鼻下端中软骨结构的重建,不同亚单位重建的软骨一般推荐什么自体软骨

支架结构的搭建最好用肋软骨,再次是耳软骨,不轻易取鼻中隔软骨;鼻翼软骨重建、加强,以肋软骨皮质或者耳软骨为主。

10 在鼻下端畸形修复中,专家们有哪些警示名言

在鼻下端畸形修复中,诊断明确,综合评估,下刀谨慎,术中细致,并发症以预防为主,以取得最安全的效果。

手术名称：取硅橡胶鼻模+自体肋软骨二次隆鼻+鼻尖抬高延长+鼻小柱抬高+侧鼻截骨内推术

术前术后对比照片（左为术前，右为术后3个月）

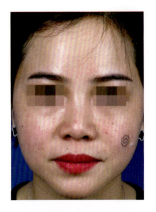
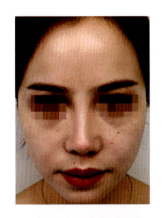
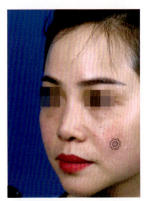
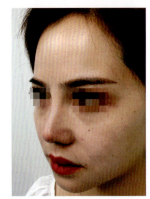
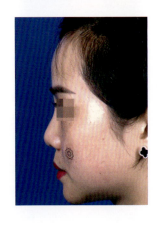
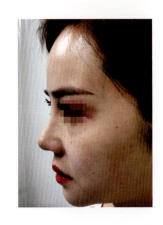

|第八章|
鼻下部畸形的整形美容

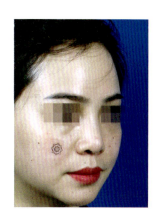
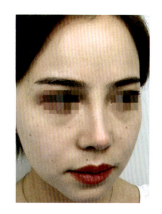
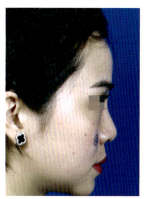
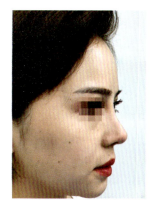

6 谭晓燕、施嫣彦

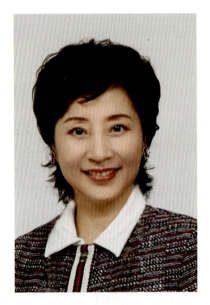

主任医师，兼职教授，硕士生导师。杭州整形医院院长。

1 鼻头缩小的适应证有哪些？针对不同的鼻头肥大，可采取哪些相应的手术方式

鼻尖缩小的适应证有：鼻尖外形肥厚圆钝；左右鼻翼软骨穹隆间夹角大于60°；穹隆间脂肪垫肥厚，左右鼻尖表现点间距大于8mm；体表测量鼻翼沟间距（鼻尖鼻翼交界，如图8-1）大于1.8～2.0cm（临床经验值）。

不同类型的鼻尖肥大及其手术方式如下。

（1）单纯软组织肥厚型：鼻尖软组织切除、穹隆间脂肪垫切除＋穹隆间软骨缝合并拢。

（2）单纯鼻翼软骨穹隆间夹角过大型：穹隆间脂肪切除、穹隆间软骨缝合并拢。

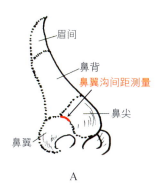
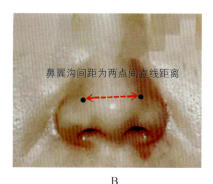

图8-1　鼻翼沟侧位观和正位定点

A. 侧位观　B. 正位观

（3）单纯软骨肥大型：部分切除鼻翼软骨＋穹隆间缝合并拢。

（4）复合型（软组织肥厚、穹隆间夹角过大、软骨肥厚三种中含任何两种情况）：软组织切除、穹隆间软骨缝合技术和（或）软骨部分切除。

（5）鼻尖肥大伴鼻翼肥大型：穹隆间脂肪垫切除＋部分切除鼻翼软骨＋软骨移植抬高鼻尖＋鼻翼缩小。

（6）医源性鼻尖肥大型：鼻尖软骨支架重新搭建＋鼻尖增生组织切除。

（7）鼻尖肥大伴短鼻、鞍鼻者，鼻尖部多余的皮肤软组织有时正好可以作为鼻延长和抬高的皮肤罩，合理设计，全局调整。

鼻尖缩小的手术方式有许多种，如鼻尖软组织切除、脂肪垫切除；鼻翼软骨的处理（各类软骨缝合技术、各类软骨部分切除技术）；通过鼻尖软骨移植物的植入，调整鼻尖鼻孔比例，调整左右鼻尖表现点间距，调整鼻尖鼻小柱角度和鼻小柱突度等。

需要强调的是，东方人种的鼻尖皮肤软组织比白种人厚，有统计资料显示鼻尖皮肤厚度超过4mm者，其内部的鼻翼软骨塑形是难以显现的，因此，单纯的鼻翼软骨塑形的前提是鼻尖部皮肤软组织在保证血运的基础上修薄至4mm以下。

2 鼻小柱畸形一般会有哪些临床表现？相应的解决措施有哪些

鼻小柱畸形可以有：①鼻小柱过短；②鼻小柱过长（亚洲人很少见）；③鼻小柱过宽；④鼻小柱过窄；⑤内侧脚基底过突；⑥鼻小柱偏斜；⑦鼻小柱退缩；⑧鼻小柱悬垂；⑨双歧鼻小柱（内侧脚之间有一条明显的垂直沟），等等。其中鼻小柱退缩和悬垂需要根据鼻翼的位置来判断是真性还是假性。

解决措施有：①软骨移植，增强鼻小柱支撑力和调节鼻小柱高度。②鼻中隔尾端的调整。如鼻中隔偏曲要予以矫正，通过调节鼻中隔尾端的长度和高度来修复鼻小柱退缩和悬垂。③鼻翼软骨的调整。并拢缝合内侧脚，缩窄过宽的鼻小柱；剪短、修窄、并拢缝合内侧脚板，改变鼻小柱高度和内侧脚基底宽度；注意内侧脚下端的支撑性和稳定性；调整鼻尖小叶和鼻小柱高度比例，为1∶2。④注重鼻尖软骨支架顶部的张力，皮肤回缩张力对抗软骨支架支撑力是导致医源性鼻小柱扭曲歪斜的主要原因。⑤前鼻棘前的软骨移植物，矫正鼻小柱回缩，调整鼻小柱上唇夹角。

3 鼻翼缩小不同手术方法的适应证有哪些？能达到什么样的效果？会产生哪些并发症

鼻翼肥大通常涉及两方面：鼻翼基底宽大和鼻翼肥厚、外张、下垂。鼻翼缩小手术目前多分成两大类：微创埋线和组织切除。

微创埋线能缩窄鼻翼基底宽度，结合软骨移植抬高鼻小柱手术时能改变左右鼻翼夹角角度，改善鼻底抬头位的外观。其优点是微创手术瘢痕遗留少，手术方法简单易学。缺点是：仅适用于单纯鼻翼基底过宽的病例；埋线后短期内患者有异物牵拉感；埋入的缝线有被排异的风险；单纯鼻翼基底缩窄后，抬头位观鼻翼外侧缘会显得更加外张；远期有复发可能。

组织切除类手术包含很多种术式，本人认为目前最经典也是应用最广泛的是鼻翼边缘切除法。另外，帆船式切除法、鼻前庭软组织切除上提法、鼻翼V-Y成形术、鼻翼新月形切除法等，能针对性地解决鼻翼下垂、外张、过厚等一个或两个问题。但对于重度复杂性的宽大、下垂、肥厚鼻翼，通常需要两种术式结合才能达到较满意的效果。

（1）鼻翼边缘切除法（图8-2）：适用于鼻翼基底宽大，鼻翼外张、外扩的病例。优点是手术方法简单；缺点是手术瘢痕外露，较难隐藏。

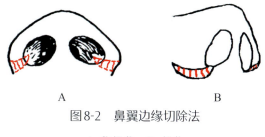

图8-2 鼻翼边缘切除法

A.仰视位　B.侧位

（2）帆船式切除法（图8-3）：在临床应用中也有很多变化。"帆"的位置靠鼻翼内缘还是在鼻翼缘中间，对于鼻翼缘内外侧自然弧度有很大影响，切除组织宽度控制鼻翼修薄的程度。"船"的设计也有讲究，鼻翼内外侧切除宽度根据实际情况灵活控制。下切口线一般高于鼻翼基底与上唇交界线1mm，术后瘢痕相对较不明显。帆船式切除法的缺点是术后瘢痕较明显，术前设计和切口缝合时要注意手术瘢痕的隐藏。

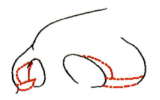

图8-3　双侧鼻翼缘组织切除并内翻缝合联合鼻翼基底楔形切除

（3）鼻翼新月形切除法（图8-4）：适用于鼻翼肥厚。修薄鼻翼效果明显，可改善轻度鼻翼下垂。不足之处是瘢痕外露，且无法纠正鼻翼基底过宽问题。

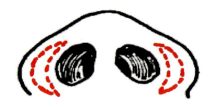

图8-4　根据鼻翼肥厚程度设计的鼻翼缘新月形切口

（4）鼻前庭软组织切除法：有多种切除范围设计方式，可以是前庭瘢痕菱形切除，也有前庭瘢痕联合鼻坎外侧到鼻翼缘交界区的不规则梯形切除法。前庭软组织切除的最大优势在于将瘢痕隐藏于鼻腔内。然而，切除组织范围仅局限在鼻前庭范围，鼻翼肥大的改善效果就不明显；扩大切除范围涉及鼻翼缘，虽然能达到修薄鼻翼的效果，但是手术瘢痕会外露，并且鼻翼内侧缘的自然过渡会被破坏。要达到缩窄鼻翼基底的手术目的，需将切口延伸到鼻坎外侧段，同时还需结合鼻基底埋线缝合法。

本人认为，鼻翼缩小类手术灵活度大，手术设计不仅要着眼于鼻翼，还要考虑与鼻尖、鼻小柱等其他亚单位的协调，甚至要考虑全面部五官的和谐程度。鼻翼手术另外一个难点是对称性，左右鼻孔、鼻翼不可能绝对对称，但相对对称是术前设计和手术中甚至术后固定要时刻注意的。由于东方人种较白种人容易显现瘢痕，因此在修整前要慎重且告知患者。

4 鼻翼缘手术术前设计、术中操作、术后护理要注意什么

（1）切口设计尽量隐蔽，注意鼻翼缘和鼻翼基底天然弧度结构的保留。

（2）注意左右鼻翼的对称性。术前要着重评估鼻尖、鼻翼、鼻孔的对称性，设计切口时要注意切口的对称、切除组织的对称，同时要注意缝合和外固定的对称性。

（3）注意鼻翼和鼻尖、鼻背甚至整个面部的协调性。

（4）术后护理很重要，要保持切口无结痂的一期愈合，还要注意外固定的对称性。

（5）如瘢痕明显，术后2~4周随访时可开始激光、药物治疗。

（6）环形手术切口，术后常规放置鼻孔支架以预防瘢痕挛缩。

5 两侧鼻孔不对称一般会继发于哪些情况？如何纠正

先天性、外伤性、医源性等都可能导致左右鼻孔不对称，可采取鼻翼软骨调整、自体耳软骨或软骨皮肤复合组织移植、局部皮瓣等手术方式。术中支架结构的无张复位是关键，术后短期的鼻孔轻度不对称可以通过鼻孔支架塑形来微调。但必须明确一点，没有任何一对鼻孔是绝对对称的，只能做到相对对称。

6 鼻基底填充的适应证有哪些？手术过程中要注意什么？填充材料如何选择

鼻基底填充的适应证为鼻基底凹陷（面中部凹陷）明显者、鼻小柱上唇角小于90°。通常我们在鼻综合整形中填充鼻基底，是将填充物填充在鼻旁梨状孔缘的凹陷中。手术中一般行口内切口，贴骨面放置移植物，植入物腔隙分离时注意不要太大，分离腔隙时要注意保护周围神经、血管和肌肉组织。植入后要注意植入物位置的稳固性，避免植入物移位和原地旋转晃动。目前多采用自体肋软骨或膨体成形植入体。

7 鼻下端畸形中不同的亚单位出现皮肤量不足，该如何处理

针对皮肤量严重不足的情况，可采取以下五种方法：①鼻唇沟皮瓣等邻近部位皮瓣转移；②耳郭复合组织瓣、耳郭带血管蒂游离皮瓣或游离复合组织瓣移植；③鼻部微小型扩张器扩张，增加皮肤量和皮肤松弛度；④额部等邻近部位扩张皮瓣转位修复；⑤鼻基底两侧局部皮肤瘢痕转移等。

针对有美容要求的皮肤量不足的患者，局部徒手提拉鼻部皮肤不失为一种皮肤外扩张的好方法，需要患者的毅力和坚持。本人认为鼻翼缘和软三角亚单位的皮肤量缺失较多是最难解决的，组织移植术后效果不自然，通过局部微型扩张器扩张可能有更好的效果。另外，皮肤量的补充与其包裹的软骨支架的支撑力有直接关系，足够的支撑力匹配相应的皮肤罩才能有好的外形效果。

8 鼻下端畸形中不同的亚单位出现不理想的瘢痕，该如何处理

手术时机一般要等到瘢痕成熟（半年甚至1年以上）。术中、术后注意局部血供和张力，注意局部清洁和鼻部亚单位外形。必要时术后需要长期外固定支撑以对抗瘢痕挛缩力，半年内的瘢痕更适合用药物、激光等非手术手段来改善。

9 鼻下端畸形中出现软骨结构不对称，该如何补救

首先需明确不对称的原因。若确实是因为软骨支架不对称导致的外形不对称，则需要手术修复，重新调整或者重新搭建软骨支架。如果是软骨支架表面的细微不平整或者被覆组织引起的不对称，可通过注射自体脂肪，或者做小切口并植入自体筋膜组织填充来改善。

10 鼻下端中软骨结构的重建，不同亚单位重建的软骨一般推荐什么自体软骨

鼻下端软骨既有透明软骨又有弹性软骨，且软骨间连接复杂，各软骨厚薄不同，所起的作用也不同。基于对鼻部解剖生理结构的保护和支持，本人认为手术中选择自体软骨材料要顺应植入部位的原始生理，需要硬的地方则硬，需要软弹的地方则软弹，比如鼻翼软骨的加强最好选用耳软骨为材料。一般生理性鞍鼻初鼻，自体耳软骨或加上部分鼻中隔软骨就足够了，但对于多次鼻修复或病理性鼻畸形（Binder综合征）等，则需要支持力较强的支架，故在承重部位以肋软骨为材料比较好。

手术名称：驼峰鼻截骨整复＋耳软骨、鼻中隔软骨鼻尖成形＋膨体隆鼻术

术前术后对比照片（左为术前，右为术后5个月）

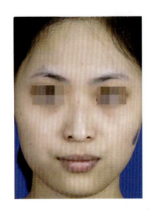 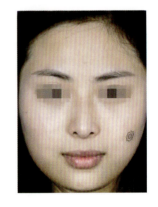

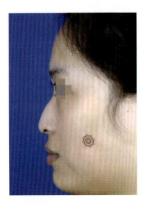 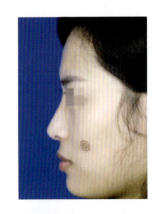

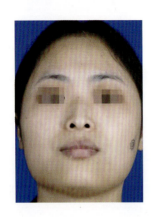 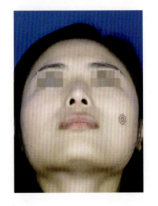

手术名称：鼻尖鼻翼肥大下垂整复＋膨体隆鼻术

术前术后对比照片（左为术前，右为术后3年）

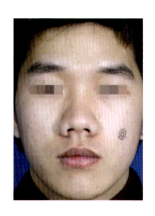
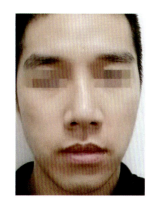
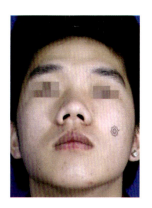
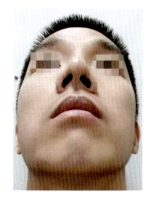

7 尹卫民（建议与共识）

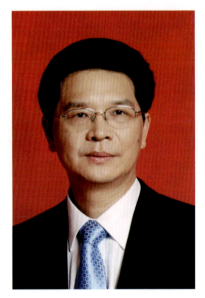

上海医科大学美容外科硕士，第一军医大学美容外科博士。深圳市君焯信息咨询有限公司董事长，香港君焯医疗管理顾问有限公司董事长，深圳市君焯医疗美容整形研究所所长，深圳广和（整形）门诊部院长。

1 概述

鼻整形是整形外科中最难的，其不仅仅是一个普通的外科手术，更重要的是一个艺术审美与加工（创造）的完美体现。

鼻子位于面部中央，与中轴线吻合，同时鼻尖是这一艺术品的塔尖，是金字塔顶的瑰宝。鼻尖的塑形是难中之难，不仅涉及居中、对称，还涉及力学与重力，以及相邻器官与结构的影响。

"如果把鼻整形看成整形外科的皇冠，那么，鼻尖整形手术就是这个皇冠上的明珠！""谁掌握了鼻尖整形，谁就掌握了鼻整形！"

鼻下端也就是按照Burget分类的外鼻亚分区的鼻尖区，是鼻翼软骨和鼻中隔软骨尾侧所在的区域，有鼻尖、鼻翼、软三角、鼻小柱、鼻孔、鼻坎（槛）六个重要结构。其中鼻翼下缘与鼻小柱、鼻孔形成一个复合体，具有非常重要的美学意义。这个复合体的比例主要和鼻翼缘的下垂、退缩，鼻小柱的悬垂、退缩有关。Gunter分为九种类型，有相应的解决方案。

2 鼻下端的美学标准

（1）鼻尖适度突出：标志位"海鸥线"，有四个表现点。

（2）鼻翼边缘的弧度：不露鼻孔。

（3）鼻翼外扩适度：鼻翼外缘不鼓（操作中常常是"牵一发而动全身"。

（4）鼻孔鼻尖比例适度：鼻尖小叶与鼻小柱是1∶2的关系。

（5）鼻孔形态：双侧对称，轴线夹角60°；卵圆形，鼻孔边缘圆润，不成锐角。

（6）鼻翼与鼻小柱关系正常：0°～2°夹角，鼻翼退后一些。

（7）鼻翼双侧对称：鼻翼沟、边缘坡度对称。

（8）双侧软三角对称：不凹陷。

（9）鼻小柱正中、光滑。

（10）鼻坎自然。

因此，鼻尖美的塑形又与建筑工程学、材料学、力学息息相关。

3 常见鼻下端问题

（1）原发性（先天性）：鼻尖低；鼻尖肥大；鼻翼宽大，鼻孔横卧；鼻小柱歪斜；球形鼻；软三角凹陷；鼻孔不对称；鼻翼悬垂或者退缩。

（2）继发性（后天获得）：鼻尖肥大，鼻翼宽大；鼻尖歪斜；鼻尖下旋；鼻孔成角或者不对称；鼻翼缘退缩，鼻翼塌陷；软三角凹陷；鼻小柱局部突起（鼻翼软骨内侧脚受压膨出）；鼻孔闭塞；瘢痕；鼻尖、鼻翼缺损。

4 常见鼻下端整形的技巧与方法

改变鼻尖突出度，调整鼻尖旋转度，减少鼻尖表现点之间的距离；减少鼻尖丰满度，形成鼻尖上区转折，调整鼻小柱和鼻翼缘之间的相互关系。

（1）切口方式

1）闭合式入路。

2）开放式入路。

（2）鼻尖整形基本方法

1）搭新支架（各种移植物）的三脚架理论与原则。

2）切除技术。

3）缝合技术（软骨塑形）。

（3）常见的具体操作

1）外侧脚头侧去除。

2）软骨缝合重新定型。

3）软骨缝合复位。

4）外侧脚垂直横断重叠。

5）内侧脚垂直横断重叠。

6）内侧脚尾侧端切除。

7）鼻中隔尾侧端切除。

8）植入鼻尖移植物。

9）植入鼻小柱移植物。

10）植入外侧脚移植物。

11）植入鼻翼撑杆移植物。

12）植入鼻翼支撑移植物。

（4）术中常用移植物

1）解剖型移植物：外侧脚盖板和外侧脚支撑、外侧脚翻转移植物及撑开移植物。

2）非解剖型移植物：鼻中隔延伸移植物，鼻小柱支撑移植物，盾牌状移植物，鼻翼缘移植物，衬垫移植物，鼻翼板条移植物。

3）体积修饰型移植物：鼻根移植物，鼻背移植物，帽状移植物，鼻尖盖板移植物，鼻侧壁移植物，鼻翼基底移植物，上颌骨前移植物。

（5）鼻下端修复时机：鼻下端手术就像建筑工程一样，涉及设计和施工，也与组织自身生长特性有关，随时会出现各种各样的问题。此时，最佳的修复时机是何时？

1）术后即时：已经发现明显的歪、斜、顶等不良形态时。

2）术后拆线时：已经发现明显的歪、斜、顶等不良形态时。

3）术后1个月：发现轻微的对称性、鼻梁歪斜等问题，严重影响求美者心情时。

4）术后3个月以上：大多数的术后不满意情况都可以在这个时期进行调整。当然术后恢复时间越长，越有利于再次修复手术。

（6）鼻翼整形：鼻尖整形的又一难点（变化莫测，很难对称，口鼻张力带影响大）。

鼻翼手术是一个损坏性手术，动作越大，范围越大，瘢痕越大。应该遵循宁少勿多的原则；选择好切口位置、切除的量、切除的角度，还要注意几何形状。

5　术后管理的必要性

鼻下端手术初期效果都会很好，但随着时间的推移，各种畸形就会出现，就有了当前鼻整形修复术的流行。这迫使我们思考一个类似工程管理的问题：鼻整形是需要持续管理的，直到鼻整形效果稳定下来。

鼻下端整形的常见问题共识

1　中国人鼻孔千变万化，初步分类有几种

鼻孔分形，象形意义更大，可分为：圆形，水滴形，三角形，长方形，橄榄球形，椭圆形，卵圆形……

2　中国美鼻的鼻尖、鼻孔形态特征是什么

鼻尖表现点宽为6～8mm，鼻尖略圆润，鼻翼基底宽度合适，鼻尖无切迹，呈卵圆形；鼻尖高度：鼻孔高度=1:2～1:1.5。

3　鼻翼楔形切除的方式有几种？能达到什么样的效果

鼻翼楔形切除方式只是众多鼻翼手术中的一种方式，效果为纠正鼻翼外扩，联合鼻坎缩窄可以达到缩窄鼻翼基底宽度的目的。

4　鼻翼修薄和内收的术式是什么

鼻翼修薄术式为鼻翼小叶鼻翼缘楔形切除；鼻翼内收术式为翼面沟上鼻翼小叶结合鼻坎内外楔形切除。

5 鼻翼缘手术术前设计、术中操作、术后护理要注意什么

鼻翼缘手术分为鼻翼缘悬吊手术和鼻翼缘回缩纠正手术。

鼻翼缘悬吊手术：以设计的最大抬高点为中心，在鼻翼缘上方3mm画一个椭圆形，两边至少延伸5mm，宽度为设计抬高高度的2倍；在鼻前庭内侧面做同样的切口，切除全层软组织，缝合。

鼻翼缘回缩纠正手术：轻度（鼻翼缘植入体）；中度（耳甲软骨复合植入体）；重度（用耳甲软骨制成大型植入体，按鼻翼缘行全鼻翼重建、移植+鼻唇沟皮瓣转移）。

鼻下端畸形整复

1 鼻头缩小的适应证有哪些？针对不同的鼻头肥大，可采取哪些相应的手术方式

鼻尖肥大表现为鼻尖宽度大于鼻基底宽度的1/3，或绝对宽度大于1.5cm，导致鼻尖与鼻翼分界不清晰。

鼻尖肥大可分为生理型、病理型和混合型三种。

生理型：为鼻翼软骨过于宽大、穹隆分离以及鼻头组织肥大所致。

病理型：为螨虫刺激局部反复感染导致局部软组织肥厚（酒糟鼻早期），形成皮肤真皮硬壳；手术原因引起的鼻头肥大；组织增生，鼻尖移植物或者支架过宽、过大、过厚。

混合型：综合上述两种类型。

鼻头的大小和鼻子的大小、脸型五官的大小息息相关。要根据实际情况并结合患者的要求来综合衡量，大部分情况下是综合处理，以达到缩小的目的。

鼻头缩小的适应证：①鼻尖宽大；②鼻尖上转折宽大；③鼻尖下小叶宽大；④三者联合。

鼻头肥大的处理原则：切除肥大或者增生的组织，修整移植物大小与厚薄，改变容量分布，或者注射曲安奈德来减少鼻尖体积。通过改变容量分布来缩小鼻头，即延长鼻子，抬高鼻尖。

鼻头肥大的治疗方法有以下几种：

1）术前可以通过皮肤科规范治疗，局部注射曲安奈德软化皮肤，再行鼻尖整形。

2）切除鼻尖上区脂肪组织，真皮深层纵横切断部分增厚组织。

3）鼻翼软骨头侧切除加鼻翼软骨穹隆缝合及鼻尖移植物，以重塑鼻尖形态。

4）多余皮肤从鼻小柱、鼻翼缘和鼻翼基底部切除。

5）术后超常规时限进行外固定，持续压迫鼻尖上区。

6）术后如鼻尖部皮肤顽固维持术前形态，可局部适量注射曲安奈德（每侧取10mg/ml 曲安奈德0.2～0.3 ml）。

2 鼻小柱畸形一般会有哪些临床表现？相应的解决措施有哪些

鼻小柱畸形分为先天性和后天性两种。

（1）鼻小柱先天性畸形有鼻小柱退缩或鼻小柱下垂，判断标准依据Gunter分型。

1）鼻小柱退缩：可用Plunger移植物或改形的鼻小柱支撑杆进行调整。亦可利用鼻中隔延伸移植物的长度及鼻小柱支撑移植物的位置关系，来矫正鼻小柱退缩。

2）鼻小柱下垂：切除鼻中隔尾侧软骨或者膜性鼻中隔，以矫正鼻小柱下垂。

3）鼻小柱偏斜：大部分伴有鼻中隔软骨的偏斜。可通过矫正鼻中隔软骨的偏斜来矫正鼻小柱偏斜。

（2）鼻小柱后天性畸形多为偏斜，最好采用Kim分型。

1）鼻小柱凹陷：大部分是由手术后挛缩导致。可予以对因治疗，松解，支架重新搭建，筋膜、软骨填充。

2）鼻小柱偏斜：因原手术支架搭建不正，两侧力量不平衡引起。可进行对因治疗。

3）鼻小柱悬垂：因支架搭建过长、角度偏尾侧、下旋等引起。可进行对因治疗。

4）鼻小柱过宽或过窄：主要通过调整鼻中隔延伸移植物及鼻小柱支撑移植物的厚薄、大小，来改变鼻小柱的过宽或过窄。鼻小柱过窄多为鼻小柱V-Y推进瓣所致。按原切口切开，逆行Y-V推进，并充分动员上唇皮肤解决鼻小柱皮肤不足的问题。

鼻小柱畸形的临床表现及相应的解决措施包括：过宽，主要是缩窄鼻小柱移植物、鼻中隔延伸移植物；过窄，主要是增宽鼻小柱移植物、鼻中隔延伸移植物；偏斜，进行鼻中隔软骨尾侧偏曲纠正；歪，进行鼻中隔软骨尾侧偏曲纠正、鼻嵴纠正、鼻小柱支撑移植物纠正；退缩，鼻中隔软骨尾侧端向尾侧端延伸、鼻小柱基底填充移植物；悬垂，以鼻中隔软骨尾侧缩短为主。

3 鼻翼缩小不同的手术方法会产生哪些并发症？术前如何筛选患者？术中如何避免并发症的发生

鼻翼缩小临床最常见的并发症有：

1）瘢痕：主要发生在真皮对合不够整齐、切口两侧的皮缘长度不一致以及切口感染、裂开等。术后没有有效限制口周活动也是瘢痕明显的原因之一。严重者需要切除瘢痕，再次缝合。突起的瘢痕，可注射少量曲安奈德和进行激光治疗。

2）两侧切除组织不均衡，导致鼻孔、鼻翼不对称：需再次手术，依患者具体情况判断是补充不足还是切除多余一侧。

3）鼻翼切除过多：一般鼻翼缩小的宽度为3mm，极少大于5mm。一旦切除过多将导致鼻孔过小，影响通气。需采取邻近的组织移植或远位的游离组织移植。

4）翼面粘连：鼻翼和面部皮肤粘连，瘢痕明显。主要是因手术切口选择在鼻翼和面部皮肤交界处，形成瘢痕粘连。关于切口位置，以选择在皱褶往上1～2mm处为佳，同时做好对位缝合。

5）改变鼻孔形态，鼻孔不对称：多见于鼻翼贯穿切除时，因两侧切除的量不一致、缝合力量不一致、位置高低有区别等引起。对于鼻翼外切手术，原则是能不切尽量不切，能少切尽量不多切，尽量不要贯穿切，切除量尽量一致，缝合细致对称。对于并发症，则以预防为主。

鼻翼缩小手术分为三类：鼻堤切除、鼻翼楔形切除、联合切除。手术能处理约90%的鼻翼修整，容易实施且没有后遗症。鼻翼宽度大于内眦间距2～4mm者适于手术。

避免并发症发生的要点为：①术中所有切口都要在翼褶上1mm；②注射局麻药前应用游标卡尺仔细测量所有切除部位；③约98%的双侧切除是一样的；④水平褥式缝合鼻堤，确保切口外翻；⑤患者必须精心保持缝线清洁，直到1周后拆除。

4 两侧鼻孔不对称一般会继发于哪些情况？如何纠正

鼻孔的对称性问题是最难的问题，没有两个绝对对称的鼻孔，应尽量做到相对对称。

任何鼻整形手术都包括分离、重建和缝合固定三个主要环节。由于鼻子是中线对称性结构，因此在处理外侧软骨和鼻翼软骨时，上述三个环节的任何一步没有顾及两侧对称的情况，都会影响到鼻孔的对称。影响最大的是鼻翼软骨内侧脚和支撑杆之间的固定缝合。

两侧鼻孔不对称比较明显，容易继发于中线偏斜、软三角不对称、鼻翼小叶不对称、鼻翼基底异常等。

任何术中的不对称都很难通过术后的非手术措施调整回来，所以在每一步骤完成后，都要认真评估两侧的对称性。其次，鼻翼软骨支撑杆、鼻翼缘轮廓移植物以及鼻孔内的皮瓣推进或耳部复合组织移植物的不对称，都会影响到鼻孔。

鼻基底缩窄（鼻翼切除）也可直接导致两侧鼻孔不对称，多见于鼻翼贯穿切除时，因两侧切除的量不一致、缝合力量不一致、位置高低有区别等引起。为此，做鼻翼切除手术时应尽量不要贯穿切，切除量尽量一致，缝合细致对称。对于并发症，则以预防为主。

做鼻综合手术时经常会发现术后两侧鼻孔不对称，原因有很多。为此，术前要做认真检查，检查鼻孔对称性，对于原有不对称的要告知。

针对每个亚单位进行纠正，手术中两侧的切开、分离，支架的搭建，鼻翼软骨的固定位置、两侧力量，尽量做到一致；对于鼻翼软骨内侧脚、中间脚、外侧脚的形态与力量，尽量做到双侧一致；甚至到最后的缝合，缝合位置、高低、松紧对鼻孔形态都有影响，应边做边观察调整，尽量做到相对对称。

5 鼻基底填充的适应证有哪些？手术过程中要注意什么

适应证：上颌骨发育不良，鼻翼基底凹陷，鼻唇沟过深。

手术过程中主要注意点：骨膜下剥离，分离范围以凹陷范围为主，避免过大面积剥离；注意保护眶下神经；填充量宁少勿多，适量填充，避免影响微笑；分离腔穴时，适当松解梨状孔周边的软组织附丽对缩窄鼻基底有一定的好处。

6 鼻下端畸形中不同的亚单位出现皮肤量不足，该如何处理

对于鼻下端畸形中皮肤量不足时，不轻易手术，通过长期皮肤牵拉获得一定的皮肤量，同时和患者沟通，认识手术难度，达成一致意见，再进行手术。

术中通过充分分离，尽量做到最大范围（扩大分离至鼻面沟＋松解鼻背软骨交界区的肌肉固定带）分离，以获得一定的皮肤量。支架力量尽量做到足够对抗皮肤的收缩或者挛缩，张力大的位置尽量有筋膜包裹支架，保护皮肤。术后延长鼻背夹板外固定时间，延长拆线时间。

鼻小柱皮肤量不足，可设计自鼻小柱向两侧鼻基底延伸的叉样皮瓣，尽量避免鼻小柱的V-Y推进，以免鼻小柱过窄。

鼻孔外露（鼻翼纵向缺损），也可理解为皮肤量不足，可在鼻孔内设计V-Y推进瓣或耳部复合组织移植。

7 鼻下端畸形中不同的亚单位出现不理想的瘢痕，该如何处理

鼻下端畸形中不同的亚单位出现不理想的瘢痕时，因为皮肤量的限制，瘢痕不做轻易切除，可通过松解、瘢痕下修平、转瓣等进行灵活处理。

对于鼻翼缘缺失、软三角缺失的皮肤量不足时，可用耳郭复合组织修复。

明显的鼻小柱和鼻基底瘢痕，需切除后重新缝合；突起线状瘢痕，

可注射小剂量曲安奈德和进行激光处理；凹陷性瘢痕，可分离后填充自体脂肪；鼻孔内增生性瘢痕，可注射曲安奈德或者进行激光处理；蹼状瘢痕，可行Z成形术。其他瘢痕不需处理。

8 鼻下端畸形中出现软骨结构不对称，且损害严重，该如何补救

鼻下端畸形中出现软骨结构不对称，只能用自体肋软骨（肋软骨片、肋软骨皮质）予以重建。

9 鼻下端中软骨结构的重建，不同亚单位重建的软骨一般推荐什么自体软骨

支架结构的搭建一般以就近、适度以及医生个人习惯为原则。可以选择肋软骨、鼻中隔软骨和耳软骨。

取鼻中隔软骨，关键是术前要仔细判断强度和厚度，只用于自然型鼻整形案例中。

中等以上难度以及二次以上修复手术，以肋软骨为好；鼻翼软骨重建、加强，以肋软骨皮质或者耳软骨为好；鼻中隔软骨重建，以肋软骨中间部分为主。

10 在鼻下端畸形修复中，专家们有哪些警示名言

鼻下端畸形修复成功的关键：详尽的术前诊断，细致的术前方案，术中强有力的小柱支撑，平衡的重建，严谨的原因分析，自我纠正的术后回顾。

完美的鼻尖整形离不开皮肤完好的顺应性，在矫正鼻下端畸形之前，请认真评估鼻下端的皮肤。

在鼻下端畸形修复中，诊断明确，综合评估，下刀谨慎，术中细致，并发症以预防为主，以取得最安全的效果。

手术名称：硅橡胶鼻模取出，膨体隆鼻＋取鼻中隔软骨、耳软骨＋鼻尖延长、抬高＋鼻头鼻翼缩小术

术前术后对比照片（左为术前，右为术后5个月）

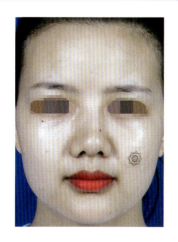
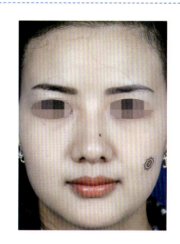
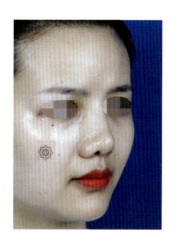
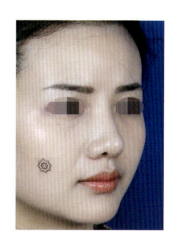

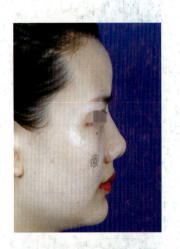
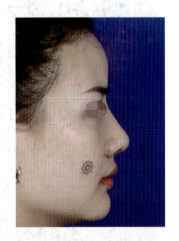
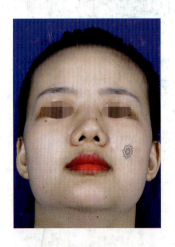
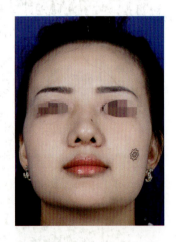

《鼻整形手术精品集萃》（第二辑）勘误说明

1. 第29页第7行，"并注意保护肋软骨下方腹腔以避免损伤"，应为"并注意保护肋软骨下方胸腔以避免损伤"。

2. 第30页第10行，"雕刻为支架或者假体供使用"，应为"雕刻为支架或者鼻背移植物供使用"。

3. 第37页第5行，"百分比是什么"，应为"百分比是多少"。

4. 第177页倒数第4行，"延长2cm以内"，应为"延长2～3mm"。

U盘使用说明

1. Windows10系统和苹果电脑不支持。

2. 在使用U盘之前先把360和其他杀毒软件退出来。

3. 使用可以播放MP4的播放器，如暴风影音、优酷播放器均可，不要使用QQ播放器。

4. 如出现以下界面，请直接点击"确定"。

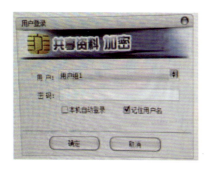